ARTRITIS

Doctor
Abel Cruz

ARTRITIS

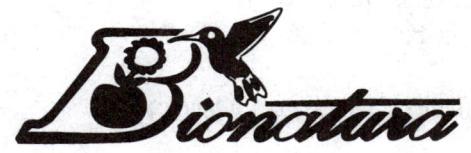

Doctor
Abel Cruz

Artritis.

1a Edición Febrero 2006
© Artritis

© Dr. Abel Cruz Hernandez
D.R. © 2006 Bionatura, S.A. de C.V.
Oaxaca No. 23 esq. Puebla, Col. Roma
salida del metro Insurgentes C.P. 06700,
México, D.F. Tel 55 25 28 77

Parque Juárez No. 23 Centro,
Tulancingo, Hidalgo. Tel (775) 3 40 42

© 2006, para ésta edición
Ediciones Koala S.A. de C.V.

Portada: Julio Cervantes Maldonado

ISBN: 970-791-037-2

Ninguna parte de este libro puede reproducirse, transmitirse o almacenarse bajo ninguna forma o por ningún medio, electrónico, mecánico, fotocopia o grabación, ni por ningún sistema de almacenamiento o recuperacion de información, sin permiso por escrito del autor.

Indice

Prólogo...	7
Introducción...................................	10
Artritis...	18
Artritis reumatoide........................	42
Artritis crónica juvenil...................	48
Artritis gotosa................................	53
Tratamientos naturales................	62
Rehabilitación................................	78
Reposo..	83
Ejercicio..	92
Hidroterapia..................................	25
Helioterapia...................................	134
Geoterapia.....................................	137
La parafina....................................	141
Aspirina eléctrica..........................	142
Nuevas tecnologias......................	143
Plantas medicinales.....................	144
Tratamiento con mejillón.............	167
Alimentación.................................	170
Régimen crudívoro purificador...	183
Alimentos benéficos.....................	194
Plan de alimentación...................	217
Comentario final...........................	244

PRÓLOGO

UN LIBRO PARA LA ESPERANZA

Al ser humano moderno nos aquejan decenas de enfermedades debido al ritmo acelerado de vida que llevamos, y a las múltiples actividades que realizamos en un sólo día, sin permitirnos un poco de atención para nuestro cuerpo.

Cuando sentimos dolores de cabeza, tensiones musculares, cansancio o fatiga constante, casi nunca sabemos qué lo provoca. Y así, convivimos con síntomas que se convierten en parte de nuestra rutina diaria, limitando nuestras capacidades físicas e intelectuales.

La salud es una prioridad. Sin una vida sana no hay actividades, proyectos u objetivos que se puedan cumplir con todas las potencialidades de nuestro talento y con toda la inteligencia que tenemos en estado inactivo.

Sólo conociendo bien nuestro cuerpo descubriremos las formas que existen de mantenerlo saludable.

En este libro, el Doctor Abel Cruz nos ofrece un mundo de conocimientos sobre los diferentes tipos y síntomas de la artritis así como las diferentes curas naturales que ayudan al cuerpo a recuperarse durante este padecimiento. Asimismo, nos informa acerca de las posibles causas que influyen para que se inflame una articulación.

La artritis, como bien dice el Doctor Abel Cruz, se puede presentar debido a los malos hábitos alimenticios. Según las estadísticas, la artritis reumatoide se presenta con mayor frecuencia desde los 25 hasta los 54 años de edad, sobre todo en personas que viven en la ciudad, y la padece entre un dos por ciento y un cuatro por ciento de la población.

De cada cuatro personas que presentan el padecimiento, tres son mujeres y que incluso los niños pueden llegar a padecer la llamada artritis crónica juvenil.

La sección más útil de este libro será la de "Rehabilitación", donde se encuentran recomendaciones, tratamientos y terapias, que de manera sencilla contribuyen a mejorar la calidad de vida del paciente, con el respaldo de la labor investigadora de más de 25 años de carrera del Doctor Abel Cruz, quien es autor de más de 20 libros, entre ellos:

El mundo vegetariano, Sáquele jugo a sus frutas, Aprende a alimentar a tus hijos, Impotencia sexual y Enfermedades de la Próstata.

Mis curaciones con remedios naturales y Belleza al natural. Además, ha colaborado con prestigiados diarios y revistas de circulación nacional, y conduce desde hace 12 años el programa de radio "bionatura", a la vez que presenta una sección del programa "Hoy" del Canal de las Estrellas.

Al leer este libro iniciamos un ciclo de conocimientos relacionados con nuestra salud y somos poseedores de un valioso texto de consulta... una medicina necesaria para la sabiduría.

Sofía Villalobos

INTRODUCCIÓN

Desde la antigüedad, las enfermedades han sido el peor azote del hombre. A pesar de haber "evolucionado", y haber alcanzado grandes avances tecnológicos el hombre ha descuidado la parte más importante, que es su propia vida; la ha descuidado a tal grado que se ha vuelto rehén de sus propias enfermedades.

Las actividades que diariamente desempeña, como comer, hacer ejercicio, trabajar, divertirse, dormir, e incluso hasta desarrollar actividades que normalmente le llenaban de gozo, se han vuelto un verdadero infierno en el que tal parece que lo único que se desea es destruirse a través de un suplicio diario, que en lugar de provocarle alegría, le proporciona sufrimiento constante.

En el presente libro, vamos a encontrar de una manera sencilla las causas, las diferentes formas que presenta esta enfermedad que es, la temida artritis, la cual provoca temor de sólo escuchar el nombre, ya que millones de seres humanos la padecen, o bien tienen algún familiar con su mal. Con base en el sufrimiento que experimentan los artríticos, se entiende el lento suplicio que va padeciendo el enfermo, el diario padecer para comenzar un nuevo día, el ver cómo las articulaciones van perdiendo su forma, su belleza anatómica, para transformarse en una masa amorfa, que nos impide movernos con la facilidad y la gracia de siempre.

¡Cuántos de nosotros somos capaces de admirar el movimiento de una sola de nuestras articulaciones, cuántos de nosotros somos capaces de valorarnos en un momento en el cual todavía podemos disfrutar de un día con sol o con lluvia o frío, sin las consecuentes molestias de los cambios en la temperatura! y cuántas personas en lugar de esperar las diferentes estaciones del año con optimismo y alegría, se empiezan a aterrorizar ante el simple pensamiento de que el ambiente tendrá otro grado de humedad, que posiblemente nevará o simplemente hará mucho viento, y que los dolores intensos en cada una de sus articulaciones será un pronóstico ya reservado. Por esto y muchas cosas más, tomé la decisión de escribir sobre este tema, amén de todos los pacientes artríticos que acuden a mis consultorios en busca de un remedio a sus enfermedades, porque independientemente del mal artrítico que los aqueja, la enfermedad finalmente se presenta asociada con muchísimas otras complicaciones, en ojos, corazón, pulmones y en la circulación de la sangre, y que finalmente termina por destruir todo el cuerpo.

Debemos estar conscientes de que cada instante de nuestra vida tiene un valor inmenso, de que cada instante perdido a causa de la enfermedad equivale a habernos perdido del más bello de los amaneceres; que cada instante perdido por enfermedad es como haber vivido en la penumbra, de la que difícilmente podemos salir sin el consecuente sufrimiento que implica la curación no tan sólo de la artritis, sino de cualquier otra enfermedad.

Seamos conscientes de que siempre será mejor llevar una vida saludable, que una vida en el más completo abandono.

Quizás en muchas ocasiones se me critique por el hecho de mencionar de manera constante el daño inmenso que le provoca a nuestro cuerpo el consumo de alimentos enlatados o envasados, el alcohol, el café, las drogas y, por supuesto el consumo indiscriminado de los medicamentos que se toman sin conocer las consecuencias que desencadenan debido a sus efectos secundarios, el desorden alimenticio que provoca la falta de una alimentación ordenada en tiempo, calidad y cantidad y, sobre todo, el modo de vivir de cada persona, pues de acuerdo con éste, será la calidad de vida a la que finalmente tendremos derecho.

En ocasiones es difícil mencionar sólo las cosas malas de la vida; quizás es criticable el hacerlo, sin embargo desgraciadamente nos comportamos como si la vida siempre fuera a ser una eterna juventud (no porque los jóvenes nunca se enfermen o no lleguen a padecer esta temible enfermedad), como si nuestro cuerpo fuera capaz de resistir todos los desmanes a los que lo sujetamos y pensamos que lo podemos agredir o golpear con toda la impunidad del mundo, sin ponernos a pensar en las consecuencias de cada uno de nuestros actos

Somos consumidores de abundantes carnes en total descomposición, y exageramos el consumo de éstas, con el pretexto de que jamás nos enseñaron a comer y de que solamente somos capaces de adaptarnos a una dieta adecuada cuando somos víctimas de tal o cual enfermedad.

Seamos conscientes de que vamos a vivir muchos años más y de que en la actualidad el promedio de vida es de aproximadamente 80 años, lo que significa una verdadera bendición, si nuestro cuerpo está sano a pesar del lógico desgaste de los años, pero que será un infierno absoluto si lo tenemos enfermo.

No es lo mismo afrontar una enfermedad con un cuerpo vigoroso, una mente sana, unas defensas altas, y un estado de conciencia adecuado, que hacerlo en las condiciones de enfermedad, pues en ese caso solamente la enfermedad será la triunfadora absoluta y por lo tanto la destructora de nuestro cuerpo.

Además de lo anterior, mencionaré los estados de estrés que desencadenan todas las enfermedades posibles, pues debido a ellos nuestro cuerpo es un verdadero nido para las enfermedades.

El estrés provoca que no tengamos una buena digestión, que nuestros alimentos no sean digeridos de manera adecuada, que el corazón lata más rápido, y más intensamente, en una palabra, que trabaje al doble de lo que realmente es necesario; además, de que el hígado tenga descargas de secreciones que en lugar de beneficiar a nuestro cuerpo, lo perjudican, y sobre todo que se deteriore. Además la base fundamental de agresión es el cerebro: lo dañamos de manera constante haciendo que cada instante desencadene órdenes y contraórdenes que constantemente lo lesionan, y sobre todo, ocasionalmente que la cantidad de nutrientes no sea de la calidad adecuada, lo que no permite que reciba la cantidad de oxígeno necesario por lo cual funciona con una menor calidad que si aprendiéramos a alimentarnos mejor.

Artritis

Podríamos mencionar muchas otras circunstancias que poco a poco vamos a encontrar en el desarrollo del presente libro, pero creo que lo mejor es que ustedes vayan leyendo y aprendiendo a conservar su salud.

Considero que lo más importante es la prevención, pues como verán más adelante una de las posibles causas de la artritis es la herencia, así como otros disturbios del sistema inmunológico, lo que por supuesto tiene que ver con el estilo de vida, con el alimento que consumimos, con la falta de ejercicio, con todo el ritmo de vida que llevamos.

Aprendamos a conservar nuestra salud, y sobre todo, aprendamos a valorar cada instante de nuestra vida que bien lo merecemos.

La artritis es una enfermedad con muchas modalidades, que se padece a cualquier edad, que no respeta razas, sexos, estados económicos ni sociales, y sus características dependerán de los cuidados que le brindemos en su futura evolución.

Debemos recordar que cada enfermedad responderá de diferente manera debido a los distintos factores que ayuden a combatirla, por ejemplo, será de vital importancia el aprendizaje que tengamos de ella, el conocimiento de las causas y posibles complicaciones, el tipo de alimentación y vida que llevemos, el tratamiento oportuno de la misma, el cuidado y tipo de ejercicio que realicemos y, sobre todo la estrecha relación que llevemos con el médico que nos esté prescribiendo el tratamiento adecuado para cada uno de nosotros.

Es importante mencionar que cuando el paciente está siendo multitratado y finalmente se aburre de los cuidados que el médico le está brindando, termina dejando de ir a consulta, pero continúa con el tratamiento que el médico le administró; sin embargo lo sigue de acuerdo a su criterio y sus síntomas, sin ponerse a pensar que muchos de los medicamentos que le fueron prescritos tienen una dosificación y un tiempo de administración, y que cuando no se respetan estos tiempos se desencadena en primer lugar una crisis por el consumo prolongado, provocando efectos secundarios, sobre todo cuando se utilizan corticosteroides cuyos efectos sobre los huesos provocan descalcificación y una mayor deformación de los mismos complicando el cuadro; y, por si fuera poco, afectan también el sistema glandular, lo que por supuesto tiene repercusiones en todo nuestro cuerpo provocando catástrofes de dimensiones espantosas y convirtiendo al artrítico en un enfermo que habitualmente termina en silla de ruedas al que se le dará en ocasiones

Artritis

un tratamiento aún más agresivo y con efectos benéficos mínimos de manera que el funcionamiento de su cuerpo se reducirá casi a cero, eso sin contar con lo que al paciente le importa más: ya no sufrir los dolores característicos de los artríticos. Así pues, luchemos por una oportunidad de vivir de forma natural, con alegría y armonía; el optimismo nos rejuvenece y nos proporciona vitalidad.

Realicemos cada una de nuestras labores con facilidad y satisfacción para así recuperar la alegría de vivir. Luchemos con todas las ganas del mundo y mantengamos la fe en nosotros mismos, porque la vida es tan hermosa y llena de retos que no debemos permitir que una enfermedad como la artritis termine con nuestras esperanzas de vida; alcancemos la cima de aquella montaña, porque todo ello nos llenará de satisfacción al haber vencido los malestares de esta terrible enfermedad.

Espero que este gran esfuerzo y voluntad por hacer llegar a usted todo este material, valga la pena para encontrar el camino hacia la recuperación y la salud, pero sobre todo que abra una esperanza a todas aquellas personas que creen que no se puede vivir con artritis.

Dr. Abel Cruz

ARTRITIS

Concepto: la palabra artritis significa inflamación (itis) de la articulación (arth). Y se refiere a más de 199 enfermedades reumáticas, en las que una o más articulaciones se inflaman; puede ser producida por más de cien enfermedades distintas. Es una enfermedad básicamente articular, que ataca principalmente las pequeñas articulaciones de las manos y de los pies. Además de ser crónica e inflamatoria puede causar dolores insoportables. Cuando se prolonga por mucho tiempo puede producir destrucción articular y causar una incapacidad funcional.

La artritis es una enfermedad del sistema inmunológico (de las defensas), en la que al parecer el mismo sistema desarrolla una respuesta en contra de las articulaciones.

Epidemiología

La humanidad, desde tiempos remotos, ha experimentado las múltiples enfermedades reumáticas; tanto los hombres como animales fueron sus víctimas.

Los descubrimientos de animales de la era prehistórica, así como los restos humanos con deformaciones en sus huesos, son prueba de que en la antigüedad existía esta dolencia.

Como dato complementario recordemos que hace muy poco tiempo se descubrió en las tumbas egipcias que algunas momias presentaban deformaciones similares, causadas por esta temible enfermedad.

Con base en lo anterior, podemos afirmar que no es un mal de la época moderna, sino un padecimiento milenario, y que así como antes atacaba a una parte importante de la población, en la actualidad las estadísticas demuestran que la artritis reumatoide se presenta con mayor frecuencia en las personas que habitan en la ciudad; el 70 % de los casos están entre los 25 y los 54 años y la padecen de 2 al 4% de la población; es frecuente y existe el predominio femenino de tres mujeres por un varón.

Es importante hacer notar que la mayor frecuencia de personas con artritis se da durante la tercera década de la vida, pero esta enfermedad puede iniciarse a cualquier edad (aún en niños que padecen artritis crónica juvenil).

La frecuencia de síntomas y manifestaciones de la artritis es tan común en México como en Gran Bretaña, así como también en los indios pies negros de Montana y los indios pima de Arizona.

La incidencia de los síntomas, a su vez, es mayor en áreas frías y húmedas, lo que demuestra el efecto del clima en el cuadro clínico de esta enfermedad.

Las estadísticas más recientes sugieren que los síntomas y manifestaciones de la artritis reumatoide son menos destructores en países desarrollados, donde el predominio de infecciones parasitarias locales y la subsecuente respuesta del sistema de defensas de nuestro organismo es mejor que en las naciones subdesarrolladas.

Durante los últimos años se ha podido observar una menor frecuencia y gravedad de esta enfermedad en los negros citadinos de Sudáfrica que en los rurales por el tipo de alimentación y vida que llevan.

Lo anterior es una clara muestra de que el sexo, la edad y el tipo de vida, influyen claramente en la manifestación de esta enfermedad en nuestras articulaciones.

¿Pero qué es una articulación?

Una articulación es una estructura que permite que nuestro cuerpo se mueva; es como una bisagra o un engrane de la puerta o ventana que podemos abrir o cerrar con facilidad, pero cuando falta un poco de aceite o alguna parte de ésta no se encuentra en buen estado, comenzamos a escuchar que rechina y nos cuesta trabajo realizar esa tarea que al principio era muy fácil; con base en esta comparación, podemos decir que nuestros tejidos necesitan cuidados para funcionar mejor.

Una articulación está formada por una capa gruesa de cartílago que sustenta el hueso; no posee vasos sanguíneos o extremos nerviosos, por lo que a pesar de soportar una gran carga del peso, el cerebro no recibe mensajes de dolor proveniente de éstas.

En su interior encontramos el colágeno que es una proteína que evita las deformaciones al aplicar presión normal en las articulaciones; cuando existe esta presión, las estructuras catilaginosas se comprimen, una vez que cesa el movimiento éste vuelve a su posición, permitiendo el flujo de nutrientes en la articulación, me refiero a la membrana sinovial, que es una estructura delgada que recubre la cápsula de la articulación como si fuera una envoltura.

Los tendones y bolsas están estrechamente relacionadas con el buen funcionamiento de las articulaciones, ya que su sistema de lubricación es similar entre éstos. Por lo cual también son importantes para que las articulaciones y la piel se muevan con facilidad.

Cuando estamos en movimiento proveemos a nuestras articulaciones de nutrientes y cuando estamos inmóviles privamos a nuestro organismo de estas sustancias esenciales. Por eso, cuide su alimentación, realice un poco de ejercicio, y verá cómo las molestias de alguna articulación comienzan a mejorar.

Pero usted se preguntará qué provoca que una articulación se dañe tanto, en el caso de la artritis. Pues bien, la articulación pierde líquido y durante las primeras etapas puede suscitarse un adelgazamiento del cartílago, lo cual reblandece la zona y sobreviene esta pérdida.

Además de que debido a los cambios pueden originarse fisuras que se hacen cada vez más profundas y se extiendan hasta el hueso.

Con esto se hacen cada vez más visibles los cambios en el hueso debajo del cartílago; puede comenzar una calcificación en la superficie ósea y el surgimiento de los espolones óseos que propician una mayor deformidad de las articulaciones. Además, el fluido sinovial que recubre las cápsulas de las articulaciones se adelgaza con frecuencia y provoca también deformación, inestabilidad en la articulación y capacidad de movimiento.

La membrana se inflama y provoca dolor irritando los nervios. El hueso, los ligamentos, músculos, así como los espolones debajo del cartílago son extremadamente sensibles al dolor y se contraen involuntariamente produciendo dolor severo. Los nervios espinales también son afectados ya que se aprisionan por el deterioro y causan daño en la médula espinal.

La falta de conocimiento sobre los síntomas y signos de la artritis puede incluso llegar a confundirse y hacernos pensar en que sólo se trata de una simple "reuma". A veces surgen los comentarios de algún conocido, familiar o amigo, que nos dice: "tengo un principio de reuma", "debe ser reuma" "mañana seguro que lloverá porque ya me está atacando la reuma" o comentarios parecidos que son muy comunes en nuestras conversaciones diarias pues hasta nosotros mismos lo hemos dicho, cuando solemos presentar molestias en el cuello, espalda, dedos de manos y pies, así como en las rodillas. Cuando las molestias son más duraderas o aparecen con cierta frecuencia es cuando comenzamos a preocuparnos y acudimos con el médico, no sin antes haber probado un sinfín de ungüentos y remedios que sólo nos alivian momentáneamente, sin atender de raíz la presencia de esta terrible enfermedad.

¿Qué otra enfermedad puedo tener?

Así como la confundimos con una simple reuma, la artritis debe diferenciarse de otras enfermedades como la artrosis, que es el desgaste o degeneración de las articulaciones.

Pero para comprender mejor esto, aquí presento una lista de posibles enfermedades que tienen síntomas parecidos a la artritis; espero que sea una guía para que acuda de inmediato con su médico:

❑ **Artritis reumatoide**

Afecta no sólo las articulaciones sino gran parte de sistemas y sus órganos, como la piel, corazón, pulmones, arterias, médula espinal, etcétera, etcétera. Más adelante se hará una reseña acerca de este tipo de artritis.

❏ Lupus eritematoso sistémico (lupus)

Es una enfermedad devastadora de muchos tejidos y la padecen las personas entre 20 y 40 años, sobre todo mujeres afroamericanas; su síntoma es un salpullido de mariposa sobre la nariz, mentón y mejillas. Todos los sistemas del cuerpo se ven afectados por este padecimiento. Afecta principalmente manos, muñecas, rodillas y pies. Su tratamiento es a base de medicamentos, esteriodes, quimioterapia y una modificación del tipo de vida que va desde la dieta hasta los ejercicios adecuados.

❏ Esclerosis sistémica (escleroma)

Es un incremento del tejido conectivo correoso en la piel, órganos abdominales, pulmones, riñones, vasos sanguíneos y corazón. Se inicia en los dedos y las manos se hinchan, produce rigidez, dolor e hinchazón en cara, piernas, dedos y rodillas. Su tratamiento se basa en la administración de medicamentos.

❏ Dermatomiositis y polimiositis

Esta enfermedad afecta los grandes músculos de los hombros, la cadera y los glúteos. Se le asocia con un salpullido lila en los párpados, puente de la nariz y mejillas, aunque también suele darse el caso de que afecte las uñas y las manos. Puede desarrollarse de un momento a otro o bien tardar varios meses. El tratamiento se basa en la administración de esteroides.

❏ Enfermedad mixta del tejido conectivo

Se presenta alrededor de los 40 años sobre todo en mujeres, se manifiesta con articulaciones hinchadas en las manos y algunos salpullidos. En su tratamiento se utilizan los esteroides.

❏ Síndrome de Sjogren

Puede verse como una forma de artritis; la padecen las mujeres de edad madura; entre sus síntomas están la resequedad extrema en ojos y boca, fatiga, dolor en múltiples articulaciones, y en los músculos. No hay un tratamiento que sea eficaz contra el desarrollo de esta enfermedad.

❏ Espondilitis anquilosante

Afecta sobre todo la columna vertebral y en ocasiones los brazos y piernas. Se presenta en hombres adolescentes y hasta los 20 años. Una señal de alarma es un dolor en la espalda. El tratamiento utiliza antiinflamatorios y no esteroides.

❏ Síndrome de Behcet

Provoca ulceraciones en la boca, genitales, piel y ojos. Disminuye con la edad y en su tratamiento se utilizan esteriodes.

❏ Síndrome de Reiter (artritis reactiva)

La artritis es un síntoma severo y ataca principalmente las rodillas y tobillos, inflama la uretra o la vesícula y los ojos. Su tratamiento es en base a antiinflamatorios.

❏ Polimialgia reumática y artritis de células gigantes (artritis temporal)

La padecen personas de más de 50 años. Sufren de fatiga, fiebre, rigidez, dolor en el área acromiopélvica y acromioclavicular. Pueden presentar cuadros de anemia y dificultades para vestirse o peinarse.

❏ Artritis gotosa

Se manifiesta mediante la elevación del ácido úrico, sobre todo en hombres de más de 30 años. Ataca principalmente el dedo gordo del píe izquierdo.

Más adelante se hace una mención acerca de esta enfermedad.

❏ **Candrocalcinosis y pseudogota**

En general es un desorden genético y se acompaña de otras enfermedades tiroidales y de diabetes. El tratamiento consiste en una terapia física de frío y calor así como medicamentos.

❏ **Psoriasis**

Es una reacción inflamatoria con erupciones que contrastan con la piel. Afecta rodillas, codos, el cuero cabelludo y las uñas.

❏ **Enfermedad ósea de Paget (osteítis deformante)**

Está relacionada con una destrucción ósea excesiva. Un primer síntoma es un dolor profundo en los huesos; como característica se observa el crecimiento adicional óseo como por ejemplo la tibia, la cabeza, etc.

❏ **Artritis infecciosa**

Ésta se presenta por la existencia de bacterias Staphyulococcus aureus en el interior de una articulación; provoca inflamación y dolor.

Fibromialgia (fibrositis)

Se presenta en mujeres de 25 a 45 años de edad. Sus síntomas incluyen rigidez, entumecimiento, hormigueo, dolor del sistema musculoesquelético y dificultad para conciliar el sueño por el estrés, así como por desórdenes en la tiroides, enfermedad de Lyme y por VIH.

Enfermedad de Lyme (borreliosis de Lyme)

Es una enfermedad infecciosa que se transmite al ser humano por el piquete de la garrapata.

Síndrome de sobreuso (lesiones de esfuerzo repetido)

Se sufre de aprisionamiento de nervios, pequeñas fracturas en los pies, bursitis y tendinitis. El tratamiento se basa en el reposo y diversos tratamientos como el masaje.

Síndrome de dolor miofacial

Está relacionada con una dolencia crónica de un músculo y su recubrimiento (fascia), ésta sobreviene a una lesión como el desgarre. Es difícil su tratamiento pero ayudan las terapias físicas, el masaje, el cuidado quiropráctico y los medicamentos.

❏ **Síndromes de aprisionamiento de nervios**

Se asocia con el adormecimiento y debilidad en la mano; se manifiesta sobre todo por las noches ya que saca del sueño profundo a una persona.

❏ **Síndrome de la pierna inestable**

Se refiere principalmente al dolor en ambas piernas a manera de hormigueo, calor, comezón en la zona y entumecimiento; se presenta en un 15 % de la población.

Una vez que hemos mencionado todas esas enfermedades que tienen características similares a las de la artritis, usted puede acudir al doctor para que se encuentren las verdaderas causas de sus malestares y se descarte cualquier otra enfermedad que aqueje a su cuerpo.

Sin embargo usted se preguntará una vez que ha decidido poner atención y cuidado a su enfermedad: ¿qué es lo más factible de hacer en primer lugar?, ¿qué necesita hacer para acudir a una primera revisión? y ¿cuál es la mejor opción? A continuación le daré algunos tips para que obtenga un buen resultado de esta experiencia:

- Si usted no tiene a su alcance algún médico especialista, puede preguntarle a sus familiares o vecinos que han padecido esta enfermedad, acerca de alguna experiencia.

- Si no existe esta posibilidad, puede acudir al área de traumatología de algún instituto cercano a su casa, y preguntar por el especialista y las terapias para el cuidado de las personas con artritis.

- Acuda con los estudios que se haya realizado con anterioridad, como rayos X.

- Una vez que establezca contacto con el médico especialista hágale saber todas sus inquietudes y trate de mantener una buena relación en la cual participen los dos.

- Su médico deberá dar muestras claras del dominio y conocimiento de la enfermedad, ya que deberá prescribir un tratamiento que no puede ser tomado a la ligera.

- El tratamiento que le mencione deberá incluir la administración de medicamentos antiinflamatorios y terapias de recuperación.

- Mencione las enfermedades que ha padecido usted y su familia para que elabore un historial médico completo.

❑ Dígale a su doctor qué medicamentos y terapias le ayudan a controlar sus dolores y los efectos secundarios qué ha identificado en su organismo desde su administración.

❑ Tome en cuenta cuánto tiempo tardan sus dolores en manifestarse y su duración.

❑ Comuníquele su actitud ante él tratamiento con honestidad.

❑ No fume, no ingiera alcohol ni estimulantes.

❑ Principalmente, no se autodiagnostique, puesto que para salir más pronto de la enfermedad debemos tomar una actitud positiva que nos ayude.

Una vez que su médico encuentre la causa de sus dolencias, será necesario realizar una buena evaluación. Esta deberá comprender factores como los cambios de clima, estrés, cambios hormonales, medicamentos que esté tomando, cambios de humor, posibilidades para conciliar el sueño, elementos relacionados con su vida emocional, social, sexual y económica; todo lo anterior es muy importante para que exista una relación de entendimiento y comprensión con cada uno de los médicos que estén atendiendo su caso.

Artritis

La evaluación del historial médico familiar también enriquecerá la información puesto que si en la familia se encuentran casos de artritis, es posible que usted haya heredado esta predisposición.

Una vez que se ha concluido lo anterior, se procede a la auscultación general para examinar y evaluar el posible daño en sus articulaciones, incluyendo la espina cervical, la zona lumbar y toráxica, las caderas y pelvis, así como las pequeñas y grandes articulaciones.

Esto será muy útil para saber hasta dónde ha llegado la enfermedad y el tipo de tratamiento que se debe iniciar.

Pruebas de capacidad de razonar y concentración así como de movimiento, hinchazón o inflamación en las articulaciones, la posición de su columna y hasta como se para o camina también son de gran importancia para saber en qué estado se encuentran sus sistemas corporales.

Una vez concluidos los exámenes físicos y emocionales, el tratamiento a seguir tendrá que estar sujeto a los resultados obtenidos y deberá combinarse con pruebas de rayos X, la resonancia magnética, el rastreo óseo, un estudio de la densidad ósea y la evaluación física, que ayudarán a detectar no sólo los desórdenes en la columna y las articulaciones, sino en todo el cuerpo.

En ocasiones, los espolones óseos, el cambio o desgaste de los huesos como suele suceder en el cáncer de los huesos o la osteoporosis pueden no ser notorios, sin embargo, mediante pruebas como las anteriores se puede realizar un diagnóstico acertado y muy a tiempo.

Una vez que hemos comprobado que nuestro organismo está padeciendo artritis y que hemos comenzado a seguir un tratamiento con algún médico, es necesario que recordemos entonces que la artritis es una enfermedad grave que puede llevarnos a estados severos de invalidez y dependencia, ya que puede hacernos perder el dominio de algunas funciones tan elementales como sostener una cuchara o simplemente caminar unos pasos.

Además, debemos entender que cuando el cuerpo es atacado por la artritis, la vida normal del enfermo se ve alterada no sólo por la presencia del dolor articular que llega a ser uno de los dolores más fuertes a los que se puede someter el cuerpo humano.

Artritis

Es muy común que las personas que experimentan este tipo de malestares cuiden más sus actividades normales de la vida diaria, ya que un simple movimiento o esfuerzo les pueda provocar dolores intensos que suponen una traba física.

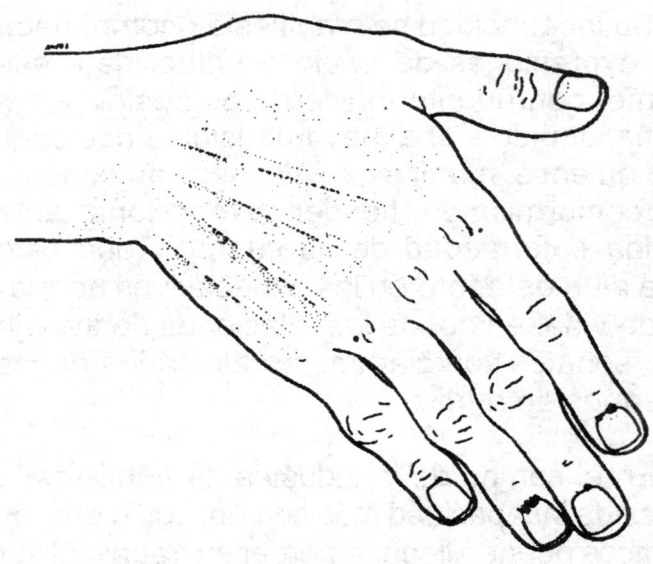

Inicio de un cuadro de artritis

Generalmente, los artríticos se enfrentan con la enfermedad, no sólo física sino también emocionalmente, y experimentan crisis agudas, reaccionando según el estilo de vida de cada quien.

Entre las manifestaciones de esta enfermedad hay una lista de características, que pueden estar presentes y dificultar a una persona con artritis su adaptación a la enfermedad como un proceso crónico y las agudas crisis que se presentan durante la misma.

Su incapacidad se manifiesta acompañada con expresiones de enojo e irritabilidad, asimismo, con un alto índice de depresión y angustia, debido a una mayor tensión emocional, hay quienes manifiestan timidez, autosacrificio, conformismo y tienden a reaccionar ante alguna enfermedad de su cuerpo. Todo esto lleva a un deterioro en las expectativas normales de vida, en donde las relaciones de trabajo y personales son claramente afectadas en los enfermos de artritis.

En el campo de la industria, la artritis es la causa de incapacidad más común, por lo que los artríticos pueden llegar a perder su trabajo al ser despedidos a la menor provocación como una falta injustificada o un pequeño descanso en su lugar de trabajo porque la actividad que realizan cada vez les cuesta un mayor esfuerzo y ello les causa dolores intensos que sólo se pueden controlar con medicamentos; pierden sus derechos a la atención médica que requieren y su vida cotidiana va siendo dejada de lado, y poco a poco van relegando tareas y actividades.

Artritis

Entonces, las articulaciones empiezan a darse cuenta de la importancia de las labores diarias: el sujetar o exprimir una naranja, cepillarse el cabello, sostenerse del tubo en el camión, cortar las hojas de alguna planta; cada día van sintiendo en la mayoría de los casos que ya no son útiles para los demás, ni siquiera para sí mismos.

Recordemos que una actitud mental negativa unida a la capacidad física reducida (y todo ello unido al malestar físico ocasionado por el dolor), lleva a veces a un deterioro en las relaciones familiares y sociales, lo que provoca una grave alteración en el bienestar general del enfermo.

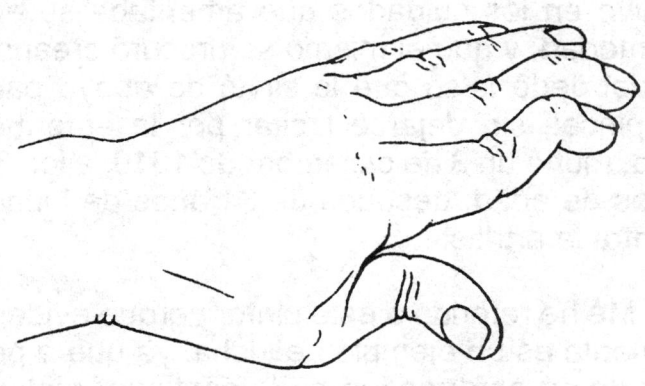

Deformación causada por artritis

Un ejemplo admirable de cómo se debe reaccionar ante la artritis reumatoide, es la que tomó el pintor francés Pierre Auguste Renoir, que a la edad de 37 años, en diciembre de 1888, empezó a padecer artritis. Hay varias pruebas en su biografía de que así fue; ya padeciendo la artritis pintó cuadros como "Mujeres en el piano" en 1896, durante el cual, el mismo creó sus terapias de rehabilitación.

Para mantener la destreza con las manos, empleaba pelotas de piel. En 1909 creó su propia silla de ruedas, para trasladarse de un lado a otro sin dificultad. En 1910 se puso vendas alrededor de la mano para crear un dedo pulgar falso.

Lo importante aquí es que tomó un papel activo en los cuidados que ameritaba su enfermedad, y que él mismo se procuró creando aquel dedo falso que le sirvió de apoyo para el pincel; sin dejarse limitar por la enfermedad, murió un 3 de diciembre de 1919, a los 78 años de edad, después de 31 años de luchar contra la artritis.

Me he referido a este pintor porque evidentemente es un ejemplo de lucha, ya que a pesar de su enfermedad pudo continuar pintando; y no tan sólo eso, sino que siendo uno de los mejores pintores de su época, no se dejó arrastrar por la enfermedad; luchó contra ella y a pesar de las limitaciones de aquel entonces, continuó siendo la persona más productiva y capaz de sobresalir ante la adversidad que representa el padecer esta enfermedad.

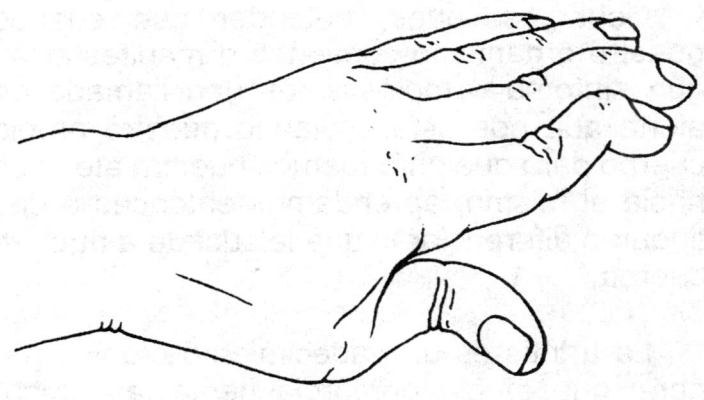

Deformación en "z" del dedo pulgar

Así, entonces, la artritis debe ser entendida como una enfermedad crónica que llega a deteriorar nuestra apariencia física, y no se debe dejar avanzar sino todo lo contrario; debe ser atacada desde el principio y tener siempre control sobre la misma, sin dejarse llevar por la angustia y la depresión (que en ocasiones es lo que termina por afectarnos más); a pesar de todo, es posible que con una atención médica adecuada, una alimentación apropiada pero sobre todo con una actitud positiva, se logren obtener resultados sorprendentes y podamos atacar eficazmente esta enfermedad; la anterior será la mejor manera de obtener la estabilidad, el control y la solución a nuestros padecimientos.

Debemos, pues, entender que cuando nuestro organismo comienza a manifestar algún síntoma o molestia, es una llamada de alerta que nos esta enviando nuestro propio cuerpo para que enfoquemos nuestra atención hacia el mismo; aprendamos entonces a distinguir o diferenciar lo que le sucede a nuestro cuerpo.

La artritis es un padecimiento crónico general que afecta primordialmente las articulaciones. Las mismas características de esta enfermedad han permitido que a lo largo del tiempo el hombre se preocupe por encontrar las causas de la artritis: la herencia, la constitución del organismo, la mala alimentación, la humedad, el frío y un sinfín de causas que tratan de justificar la presencia de esta enfermedad.

Por ejemplo, el gran Galeno (129-199 d. C.) que fue el más destacado médico de la antigüedad después de Hipócrates (Padre de la medicina), determinó por primera vez en sus escritos las diferencias entre la gota en el pie y la artritis crónica, relacionándola con el reumatismo; estas teorías predominaron hasta el siglo XVII.

En el siglo XVI el eminente Ambrosio Paré (1510-1590 d. C) que en esa época era un eficaz reumatólogo y cirujano francés, encontró tres causas principales del reumatismo: la predisposición hereditaria, el exceso de sustancias tóxicas en la sangre (ácido úrico, colesterol, amoníaco, etcétera.) y la eliminación de secreciones habituales (sudor, menstruación, etcétera).

Sin embargo, para poder entender las causas de esta enfermedad, debemos diferenciar los principales tipos de artritis y son:

Artritis reumatoide

Artritis crónica juvenil

Artritis gotosa

ARTRITIS REUMATOIDE

Principalmente la artritis reumatoide es una enfermedad que afecta todo el organismo.

- ❏ Es una enfermedad crónica.

- ❏ Afecta principalmente pequeñas articulaciones de las manos y de los pies.

- ❏ Se manifiesta de forma simétrica (por ejemplo en las dos manos).

- ❏ Es inflamatoria.

- ❏ Se desconocen las causas principales que la producen, pero al parecer es un trastorno del sistema inmunológico (de las defensas).

- ❏ Se dice que existe cierta predisposición hereditaria (se asocia con unos genes llamados HLA). Esto no quiere decir que los hijos de una persona con artritis reumatoide vayan a sufrir también la enfermedad, sino que existe una mayor probabilidad de padecerla que en el resto de las personas.

- ❏ No existe posibilidad de contagio, de persona a persona.

Existen familias en las que algunos miembros poseen cierta tendencia a manifestar la enfermedad, ya que tienen los mismos hábitos alimenticios, formas de vida y comportamiento.

A su vez por herencia, los padres que padecen de artritis la transmiten hacia los hijos a través de la información genética (información de las características del organismo de sus padres ejemplo: ojos, tono de piel, complexión, etcétera), así también como los defectos del metabolismo por la falta de aprovechamiento de sustancias en el cuerpo serán los que determinen un debilitamiento considerable de las defensas de nuestro organismo.

Un defensor de la teoría de la predisposición hereditaria fue el insigne español, el doctor Gregorio Marañón (1887-1960) cuya especialidad era la endocrinología. En su obra "17 lecciones de reumatismo" no dudaba en afirmar que el artritismo por constitución es, en la mayoría de los casos, hereditario.

Él cita que suele presentarse en el tipo de personas macizas, de espalda ancha y pecho, cuello corto, robusta y de gran resistencia física; son personas con buen apetito, ya que gustan de alimentos pesados y fuertes por la cantidad de grasa y condimentos, así como su marcado abuso en el consumo de bebidas alcohólicas.

Son personas cuyo aparato digestivo les permite los excesos alimenticios frecuentes.

Retomando lo anterior, es muy importante distinguir entre enfermedad y predisposición o tendencia, ya que el hecho de pertenecer a una familia de artríticos, es decir el poseer una predisposición a padecer artritis, no implica necesariamente que deba padecerse tarde o temprano.

Sí no existen otros factores de riesgo, se sigue una alimentación y vida adecuada forma natural, así como adoptar hábitos correctos en el trabajo y el descanso, es casi seguro que dicha predisposición no llegara a desarrollarse jamás.

Recordemos que suele iniciarse entre los 20 y 40 años, aunque puede presentarse a cualquier edad, su frecuencia en la población es de 1 a 2% y es más frecuente en mujeres mostrando una relación de casi 3 por 1 hombre.

Síntomas y signos

Para comenzar a diferenciar la artritis reumatoide de otras enfermedades es importante conocerla a través de la manera característica en la que suele presentarse.

❑ El inicio es agudo y al parecer es estimulado por una situación agresora (infecciones, traumatismo, cirugías, etc.).

❑ Se presenta dolor en las articulaciones por la mañana y conforme pasa el día y su mismo cuerpo se va calentando la situación tiende a ser menos dolorosa.

❑ La rigidez en las articulaciones por la mañana, disminuye en el transcurso del día.

❑ Existe pérdida de peso.

❑ Las alteraciones en los nervios contraen y dilatan los vasos sanguíneos.

❑ Se agrava el dolor con el consumo de carne roja, alcohol y frío.

❑ Inflamación.

Datos de laboratorio

Para comprobar la presencia de la artritis reumatoide, es necesario obtener los siguientes datos:

❑ Un factor reumatoide y anticuerpo IgM dirigido contra otras globulinas, en más del 75% de los pacientes existe en el suero.

❏ En 20 % de los pacientes pueden demostrarse anticuerpos antinucleares, aunque sus títulos son más bajos en la artritis.

❏ Durante las fases agudas se eleva la sedimentación de los eritrocitos y las gamma globulinas.

Imágenes

❏ Los cambios en la densidad ósea que se muestran en las radiografías de las muñecas, los pies y la cadera son los más específicos para la identificación de artritis reumatoide.

Diagnóstico diferencial

❏ Fiebre reumática.

❏ Lupus eritematoso discoide.

❏ Enfermedad articular degenerativa como la osteoartritis.

❏ Diversos tipos de cáncer como los gastrointestinales, pulmonares y ovárico.

Tratamiento

Los principales objetivos del tratamiento de la artritis reumatoide son la disminución de la inflamación y el dolor, la conservación de la función y la prevención de deformaciones.

Antiinflamatorios

❏ Aspirina (no debe utilizarse Salicilatos en pacientes con antecedentes de alergia a la aspirina o productos relacionados).

❏ Otros antiinflamatorios no esteroides.

ARTRITIS CRÓNICA JUVENIL

Es una enfermedad poco frecuente, aunque presenta una incidencia anual de 10.9 casos por 100 niños menores de 16 años.

❏ Se refiere a las enfermedades tipo reumatoide que se inician antes de los 17 años.

❏ Causas del tipo genético y del sistema inmunológico, causas posiblemente infecciosas con la reacción incorrecta del sistema inmunológico (de las defensas) que resulta nocivo para el propio organismo.

❏ Se asocia con la "uveítis crónica" que es la inflamación de la "uvea" (membrana del ojo situada entre la esclerótica y la retina).

Están implicados factores de predisposición genética junto con desencadenantes ambientales, posiblemente infecciosos, con una respuesta inmunitaria incorrecta que resulta perjudicial para el propio organismo. Se encuentra asociado con un determinante genético HLA-B27 positivo.

Síntomas, signos y datos de laboratorio

La enfermedad presenta diferentes manifestaciones clínicas que se encuentran en relación con su forma de comienzo aunque también presenta a cualquier edad o sexo.

Comienzo en todo el cuerpo.

❏ Fiebre en 39-40 °C. frecuentemente por las mañanas.

❏ El número de articulaciones que se ven afectadas puede variar.

❏ Elevación de la proteína C y algunas inmunoglobinas.

❏ El factor reumatoide es negativo.

❏ Cursa en forma de brotes durante meses o años, cuanto más cortos sean los brotes, menores serán las secuelas articulares.

❏ Comienzo en varias articulaciones de manera seropositiva.

Ataca una mayor parte de las pequeñas articulaciones de las manos y progresivamente en las rodillas, tobillos, dedos de los pies, hombros y codos, de forma simétrica (por ejemplo en las dos rodillas).

❏ Es más frecuente en niñas a partir de los 10 años.

- Representa el 5% de todas las formas de comienzo de la enfermedad.

- Inflamación de los nódulos, de las membrana que cubre al corazón, de los pulmones y de los vasos sanguíneos.

- Puede permanecer hasta la edad adulta.

- Comienzo en varias articulaciones de manera seronegativa con un factor reumatoide negativo.

- Aunque puede comenzar a cualquier edad, se detecta una mayor incidencia en edades tempranas entre 1 y 3 años.

- No hay predominio femenino.

- Evolución durante años con secuelas articulares irreversibles.

- Anticuerpos antinucleares negativos, al igual que el HLA-B27.

- Comienzo en pocas articulaciones asociada a anticuerpos antinucleares positivos y a la inflamación del iris del ojo y puede ser aguda o crónica (iridociclitis).

❏ Comienza a edades tempranas entre los 2 y los 7 años, en el sexo femenino.

❏ La rodilla es la articulación que se afecta con mayor frecuencia, le siguen los tobillos, las muñecas y los codos en forma asimétrica (un sólo lado).

❏ Comienzo en pocas articulaciones con HLAB27 positiva.

❏ Más frecuente en varones con edades entre 10 y 14 años.

❏ Se afectan las articulaciones de las extremidades inferiores y, en menor proporción, en las muñecas así como en los codos de forma asimétrica.

❏ Comienzo en pocas articulaciones seropositiva.

❏ No constituye un grupo bien definido en cuanto edad, sexo y evolución.

❏ Mantiene la tendencia asimétrica en la lesión articular y la preferencia por las pequeñas articulaciones de las manos.

❏ Suele pasar a la edad adulta con pocas articulaciones afectadas, pero con el tiempo se afectan más articulaciones y se producen erosiones con las restantes lesiones propias de la artritis reumatoide.

- ❏ El factor reumatoide es positivo.

Imágenes

- ❏ La lesión radiológica más temprana es la osteoporosis.
- ❏ Erosiones articulares poco frecuentes, de aparición tardía.
- ❏ Asimetría de la longitud de las extremidades.

Diagnóstico diferencial

- ❏ Artropatías con signos específicos.
- ❏ Infecciones (tuberculosis, virus, hongos).
- ❏ Enfermedades asociadas con alteraciones inmunológicas, no en sangre (hepatitis crónica activa), fiebre familiar mediterránea, etcétera.
- ❏ Enfermedades de la sangre: hemofilia.
- ❏ Cáncer, leucemia, neuroblastoma.
- ❏ Dolor en una articulación.

Otras enfermedades en el sistema muscular y esquelético.

Tratamiento

Hay qué controlar la actividad inflamatoria de la enfermedad por medio del tratamiento farmacológico y cuidar las articulaciones aplicando tratamiento fisioterapéutico, para evitar rigidez irreversible que afecte la función articular.

Antiinflamatorios

- Ácido acetilsalicílico.

- Si no se controla la fiebre hay que administrar glucocorticoides (puede producir efectos secundarios como la pérdida de masa ósea, detención del crecimiento, cataratas).

- Inmunodepresores: metrotrexano, azatioprina o ciclosporina.

ARTRITIS GOTOSA

Es una enfermedad metabólica que se presenta con cierta frecuencia familiar. El 90% de los pacientes son hombres mayores de 30 años de edad. En las mujeres suele presentarse después de la menopausia.

❏ Es producida por el aumento o sobreproducción del contenido del ácido úrico en la sangre).

❏ Existe una mayor producción de purinas (que son un componente de los ácidos nucleicos).

❏ Es una enfermedad idiopática, ya que no es posible determinar su causa exacta.

❏ Defectos enzimáticos específicos, por ejemplo síndrome de Lesch-Nyhan, enfermedad producida por almacenamiento de complejos de la glucosa.

❏ Problemas en el riñón.
❏ Cáncer.
❏ Anemia.
❏ Tratamientos con quimioterapia.
❏ Trastorno de la médula espinal.
❏ Trastornos en los ganglios linfáticos.
❏ Psoriasis.
❏ Diabetes insípida.

Síntomas y signos

❏ Inicio con dolor intenso, sin causa aparente.
❏ Frecuentemente comienza por las noches.

❏ Ataca principalmente el dedo gordo del pie, siendo ésta la articulación más sensible; en forma secundaria, ataca pies, tobillos, rodillas, y rara vez afecta hombros y caderas.

❏ Se manifiesta de forma asimétrica (ataque en un pie y una rodilla).

❏ El área afectada se encuentra muy sensible (piel caliente y color rojo oscuro).

❏ Fiebre en el ataque agudo.

❏ Descamación local.

❏ Comezón local.

❏ El ataque inicial se encuentra seguido de un período sin los síntomas de meses o años.

❏ Dolor abdominal.

❏ Dolor en extremidades (brazos y piernas).

❏ Personas que tienen esta enfermedad de manera crónica, manifiestan que el dolor es diferente al ataque agudo, es más leve pero constante y se asocia con rigidez y aumento de volumen en las articulaciones.

Datos de laboratorio

❏ El ácido úrico en la sangre se encuentra aumentado (> 7.5 mg/dl).

❏ Durante un ataque agudo suele estar elevada la velocidad de sedimentación globular y la cuenta de leucocitos.

Imágenes

❏ Al inicio de la enfermedad las radiografías no muestran alteraciones.

❏ En etapa posterior se observan áreas en sacabocado en los huesos.

Diagnostico diferencial

❏ Una vez que se sospecha el diagnostico de artritis gotosa, se confirma hiperuricemia (aumento del ácido úrico en la sangre) y por una excelente respuesta a los antiinflamatorios no esteroides y a la colchicina.

❏ La intoxicación crónica con plomo puede producir ataques de artritis gotosa.

❏ Insuficiencia renal.

Tratamiento

Ataque agudo

❑ **Antiinflamatorios no esteroides:** No deben utilizarse en personas que presenten úlcera péptica activa, problemas en riñones y personas con reacciones alérgicas a este tipo de medicamentos.

❑ **Colchicina:** No debe usarse en pacientes con enfermedades inflamatorias del intestino. El 80% de los pacientes que la utilizan presentan cólicos abdominales, diarrea, náuseas y vómitos.

❑ **Corticoesteroides:** Este tipo de fármaco se reserva a personas a las que no se les puede administrar antiinflamatorios no esteroides.

❑ **Analgésicos:** Debe evitarse la aspirina.

❑ Reposo en cama.

Tratamiento entre los ataques

❑ Tomar mucha agua.

❑ **Dieta:** Debe evitarse ciertos alimentos como son: riñón, hígado, pan dulce, sardinas, anchoas, carne, bebidas alcohólicas, etc.

❏ Evitar tomar aspirina, ya que ésta inhibe la eliminación del ácido úrico.

❏ Colchicina: Previene ataques futuros, reduce la frecuencia de los ataques; no debe usarse en pacientes con enfermedades inflamatorias del intestino, el 80% de los pacientes que la utilizan presentan cólicos abdominales, diarrea, náuseas y vómitos.

Si a pesar de no existir esta predisposición hereditaria, existe una mala alimentación y se adoptan hábitos que hagan padecer a las articulaciones, lo más fácil es que lleguen a padecer este tipo de trastorno.

La artritis puede llegar a ser el resultado de la acumulación progresiva en el organismo, de ciertas sustancias perjudiciales, de un modo especial de aquellas que determinan una cantidad excesiva de ácido úrico en la sangre, provocado por el abuso en el consumo de carnes, así como de alcohol y en sí los malos hábitos alimenticios, esto provoca un aumento de la densidad de la sangre, debido a la retención de residuos del metabolismo y otras sustancias tóxicas. Se estima que la posibilidad de aparición de la artritis es cuatro veces mayor en los familiares de primer grado de un paciente que sufre esta enfermedad.

Además, cuando nuestro cuerpo recibe sustancias perjudiciales originadas por una mala alimentación, éstas pueden llegar a perturbar o alterar el funcionamiento de los órganos y de los distintos tejidos del cuerpo y disminuir así las defensas de nuestro organismo contra los microbios y virus.

Dichas sustancias provienen en su mayor parte de la alimentación y tipo de vida mal sana y antinatural que llevamos y que es seguida por millones de seres humanos en este planeta.

Cada una de las manifestaciones es acompañada de algunos síntomas por la acumulación de todas aquéllas sustancias nocivas causadas por los ácidos de origen directamente alimentario, por ejemplo el abuso en el consumo de las carnes y pescados, alimentos fritos, chocolate, café, etc., aumenta la producción de ácido úrico. No se presentá enseguida sino que tardan algún tiempo, incluso años, sin mostrar síntomas externos y pasa inadvertido lo que está sucediendo en nuestro cuerpo.

Cuando no se comienzan a eliminar en medida suficiente esas bacterias o sustancias perjudiciales, los síntomas comienzan a hacerse presentes y alteran el equilibrio de nuestras funciones.

Pocas son las personas que fallecen a causa de este padecimiento; sin embargo, son millones los que durante meses o años sufren de los agobiantes dolores que de él se derivan. No es extraño que en alguna ocasión alguien haya percibido o padecido algún síntoma que pueda asociarse con la artritis y que con el paso del tiempo se hicieran más notables los cambios en sus articulaciones y por consiguiente no se logren obtener resultados más favorables a su padecimiento.

Como hemos visto, no son tan simples los factores que pueden influir para que se manifieste la presencia de la artritis en nuestro cuerpo ya que existen factores desencadenantes que pueden colaborar en el desarrollo de la artritis y son aquellas causas que aunque por sí solas son incapaces de dar origen a la artritis, cuando ya existen algunos de los factores de riesgo anteriores y por lo tanto el organismo ya se encuentra preparado, entonces esto será lo suficiente para desencadenar la enfermedad.

Quizás los más conocidos sean el frío y la humedad, porque es algo a lo que se le achaca a este padecimiento desde tiempos inmemorables.

Aparentemente, basta con "recibir un poco de frío" o recibir una corriente de aire, estar un rato con la ropa mojada, dormir sobre suelo húmedo o efectuar trabajos constantemente con agua o la humedad, etc. para que haga acto de presencia un dolor o síntoma.

Se dice que los artríticos son meteorólogos natos, pues sólo con observar sus molestias y padecimientos son capaces de predecir la proximidad de cambios bruscos en el clima, dado que sus dolores se incrementan con el frío y los cambios barométricos (humedad).

Otra causa que hay que tener en cuenta es la obesidad, pues al incrementarse el esfuerzo que deben realizar rodillas, tobillos y pies, las articulaciones son las primeras en resultar afectadas en las personas que pesan más de lo conveniente.

Entonces, como una misma causa fundamental, la acumulación de sustancias perturbadoras en el organismo o el simple frío, pueden llegar a ser determinantes en la aparición de la artritis; pero conviene también recordar que no sólo esto influye como causa de distintas enfermedades y con esto me refiero a la falta de sustancias vitales, así también la perturbación de la flora digestiva normal; es decir, la falta en el organismo de aquellas sustancias que son indispensables para defenderse contra los numerosos agentes nocivos que amenazan la salud de nuestro cuerpo.

TRATAMIENTOS NATURALES

Una vez que conocemos las diversas manifestaciones de la artritis ahora sí podemos entrar en la parte fundamental de esta obra, puesto que, siendo nuestro libro de carácter práctico, su finalidad principal es dar un plan completo de consejos que he recopilado a través de la práctica de la medicina natural y que he llegado finalmente a un plan de prevención y rehabilitación con aplicaciones prácticas y eficaces para el artritismo y sus manifestaciones y no sólo esto, sino además, que contribuyan a evitar que éstas lleguen a presentarse en aquéllas personas que por herencia o mala alimentación tienen una mala constitución en su organismo. Además, hablaremos de medicamentos que alivian el dolor y que son incluidos dentro de las terapias de rehabilitación.

Algunos médicos antiguos solían usar "el tratamiento bíblico de la artritis". A pesar de su nombre tan suntuoso, el tratamiento consistía simplemente en un golpe sorpresivo que el médico daba al desconcertado paciente en un nudillo deforme con un ejemplar de la Biblia u otro libro voluminoso. Como en toda enfermedad es importante no olvidarse que en la medicina tradicional se emplean diversos medios:

1) Drogas
2) Vacunas
3) Sales de oro
4) Pomadas
5) Cirugía
6) Tratamientos complementarios

Aunque, claro está, ninguno de ellos cura la artritis y además producen efectos secundarios que perjudican nuestro organismo. Pero es mejor hablar brevemente de cada uno.

1) Las drogas antiartríticas, son la terapia preferida y se basan especialmente en el uso de la aspirina (ácido acetilsalicílico). Sus propiedades de alivio al dolor, desinflamatoria y que actúa contra la fiebre, ayudan a aliviar algunos de los molestos efectos secundarios en algunos tipos de artritis.

Esta aspirina comenzó a usarse desde principios de siglo, pero lo cierto es que desde los aztecas, ya se realizaban preparados con extractos de ácido acetilsalicílico proveniente de la Spirae ulmaria, planta que la contenía en estado puro.

En sí esta terapia no puede usarse como único remedio ya que no cura, sino que sólo ataca el síntoma.

Además de que produce problemas gástricos tan graves como úlceras o hemorragias, así como adicción, náuseas frecuentes, vómitos, problemas renales, pérdidas del equilibrio, etc.

2) Las vacunas, éstas tuvieron gran aceptación en un principio, sin embargo, ninguna de ellas hasta ahora ha demostrado ser eficaz, ya que produce efectos irregulares, escasos y hasta nulos. Si se emplea hay que procurar que los piquetes sean pequeños y repetidos; los intensos sólo empeoran al paciente.

3) Las sales de oro, la terapia que hace uso de ellas se llama crisoterapia o terapia Midas, y es fundamental en el tratamiento de la artritis, suele utilizarse oro soluble, inyectado o administrado por vía oral y sus resultados varían según el tiempo que dure su aplicación y la respuesta que también tenga el cuerpo ante esta terapia, ya que puede causar dermatitis, molestias gastrointestinales vagas, etc.

4) Pomadas, un alivio sólo temporal a los dolores de esta enfermedad o las inflamaciones, no poseen valor curativo.

5) Cirugía, en ciertos casos de artritis crónicas y progresivas se recurre a la cirugía, sea para eliminar los focos de infección, o bien para corregir la deformación o el defecto físico.

que se produce. Estas intervenciones suelen producir pérdidas significativas de movimiento, por lo cual no ofrece resultados definitivos.

6) Tratamientos complementarios, entre ellos se encuentran:

A) Radioterapia, que es el tratamiento a base de rayos X.

B) Balneoterapia, en el cual se combina el clima benéfico, el agua termal, azufrosa o bicarbonatada.

C) Terapia con yodo, azufre en inyecciones, gotas o preparados.

D) Los ejercicios musculares, para recuperar la movilidad y la gimnasia reductiva.

E) Los antibióticos.
F) La dieta rica en vitaminas y proteínas.
G) La aplicación de veneno de abejas.
H) Las aplicaciones de ácido fórmico.
I) La exposición a los rayos infrarrojos.
J) La microcirugía.
K) El reemplazo de ciertas partes del cuerpo por materiales idóneos.
L) Los ortopédicos como el corsé y los zapatos.
M) La psicoterapia.

Sin embargo de los anteriores, podemos mencionar que son utilizados cuando existe dolor severo en las articulaciones, ligamentos y músculos se encuentran inmovilizados, usted puede acudir con su médico como recurso sin embargo, realizando cada una de las indicaciones del tratamiento como los ejercicios, la alimentación, el manejo de su respiración, los medicamentos, etc. que le hayan indicado, gran parte de las molestias pueden llegar a evitarse.

Dentro de los medicamentos de uso común podemos encontrar una gran variedad que son muy útiles cuando los síntomas de una crisis empiezan a aparecer y son:

❏ Antiinflamatorios no esteroidales: que son muy útiles controlando la hinchazón, inflamación y dolor en las articulaciones.

❏ Ácido acetilsalicilico: que es mejor conocida como la aspirina y que alivia el dolor en el caso de ligero a moderado.

❏ Ácidos propiónicos: controla el dolor general.

❏ Ácidos piranocarboxílicos: controla el dolor crónico.

Artritis

- Oxicams: Es un medicamento para largos períodos.

- Ácidos aliracéticos: Eficaz en el dolor de artritis reumatoide y osteoartritis.

- Naftilalcanonas: Controla principalmente el dolor moderado y es para personas sensibles a cualquier otro medicamento.

- Narcóticos: Que son los analgésicos opiáceos (derivados de la morfina), son usados después de la cirugía y en la etapa de enfermedad terminal o muy aguda.

- Medicamentos para dormir principalmente se logra el sueño profundo que induce un alivio a los dolores en los ligamentos, articulaciones y músculos.

- Relajantes musculares: Recomendados en caso de contracción involuntaria del músculo, esta situación lo irrita y provoca el dolor de las articulaciones.

- Inyecciones de cortisona: Son los antiinflamatorios esteriodes.

Reducen el dolor casi de inmediato.

❏ Antidepresivos: Son usados por pacientes con dolor crónico tanto físico, químico y emocional.

❏ Así también es utilizada con mejores resultados una terapia de combinación de medicamentos, por ejemplo para aliviar los problemas al dormir y el espasmo.

Sin embargo, existe un acuerdo entre todos los médicos que un tratamiento en la mayoría de las artritis debe ser rápido y continuo, lo que quiere decir que deben emplearse diversos métodos terapéuticos de forma simultánea y deberá ser prolongado su uso, previniendo posibles deformidades y en lo posible, corregir las posturas de las articulaciones hasta donde sea posible.

Menos drásticos resultan, sin embargo, otros tratamientos que la sabiduría popular ha aconsejado por siglos y que en medicina se utilizan como terapias alternativas, gracias a su efectividad. A continuación mencionaré los que mejor resultado ofrecen al enfermo de artritis.

Artritis

1) Pulseras de cobre
Desde hace siglos, al contacto del cobre con la piel se le ha atribuido efectos casi mágicos para aliviar el dolor y reducir las inflamaciones de la enfermedad.

2) Los nopales
Desde la antigüedad la gente suele atribuirle al nopal y a la ensalada de nopales efectos que ayudan en el tratamiento de la artritis.

Superstición, superchería, lo cierto es que la dieta de los nopales, un típico producto de la cocina de México, tiene miles de especies similares que poseen ciertas condiciones antiinflamatorias.

3) La cura con cerezas
El prestigio de las cerezas como auténticas curadoras de la gota, data de hace muchos siglos.

4) Terapia antioxidante
Vitamina B6, C, E, Pycogenol, Folato, Betacaroteno. Las investigaciones del doctor William Kaufman en torno de la osteoartritis propone cantidades extras de vitamina B. Algunos médicos aseguran que la dosis ideal es variable y oscila entre los 100 y los 500 miligramos.

En el caso de los demás nutrientes, éstos ayudan a reducir el dolor, los calambres, las enfermedades cardíacas, el cáncer, controlan el apetito, lo que hace que la gente mantenga una actitud de energía y vitalidad.

5) La alfalfa
A la alfalfa, se le asigná todavía éxitos decisivos contra la artritis reumatoide, ya que quita el dolor y rebaja considerablemente las inflamaciones.

6) Tés de hierbas
A muchas hierbas se les atribuyen cualidades que ayudan en el tratamiento de la artritis, porque además son usadas en las envolturas, fomentos y sacos calientes para calmar un poco el dolor. Usted puede preguntar en Bionatura por el Bioremedio preparado especialmente para estos casos.

7) Picadura de abeja
Se dice que entre los apicultores no hay artríticos. El veneno de abejas contiene dos proteínas, la melitina y la apamina, las cuales provocan que tanto la pituitaria como las glándulas segreguen más cortisona de manera natural, ya que puede evitarse el ser aplicada en inyecciones. Esta hormona es un efectivo antiinflamatorio prescrita frecuentemente por los doctores para reducir dolores e hinchazón.

Estudios han demostrado que es posible mantener altos los niveles de cortisona natural en el cuerpo, luego de una inyección de veneno de abeja.

8) El sexo

Muy recomendada, también, para combatir las molestias de la artritis, es una intensa vida sexual. "Broma aparte, me comentó un paciente, debo reconocer que el sexo me hace muy bien.

Antes, durante y después siento que disminuyen considerablemente mis dolores. ¿Será el ejercicio? Lo anterior coincide en mantener ejercitado el cuerpo, el sexo produce alivio a los malestares generales, pero hay una mejor razón ya que todas las glándulas del cuerpo se hallan interconectadas y gobernadas por la glándula maestra, la pituitaria.

Y una vez que los testículos en el hombre y los ovarios en la mujer son afectados por la actividad sexual, se envía un mensaje a la pituitaria, en la base del cerebro.

Esta acción estimula considerablemente las glándulas tiroides y suprarrenales, incrementando la producción de cortisona, lo cual tiende a aliviar los síntomas de artritis.

9) Acupuntura

A pesar de los alentadores resultados que han obtenido los especialistas, la acupuntura no da todavía una respuesta definitiva sobre el tema. Se trata de una técnica apropiada para combatir el dolor, eliminándolo definitivamente o por largos períodos, ya que se liberan endorfinas y encefalinas; pero sólo a ciertas personas es efectiva, tan sólo es una opción más del tratamiento.

10) El masaje terapéutico

Se utiliza para tratar dolor crónico, agudo y los espasmos musculares. Mejora el flujo sanguíneo de las áreas afectadas remueve los desechos metabólicos, y libera las endorfinas que son los calmantes naturales del ser humano.

11) Terapia craneosacral

Consiste en el ajuste del cuerpo desde el cuello hasta el hueso caudal; ésta logra alterar el flujo del líquido espinal, disminuyendo el dolor en esta parte, principalmente con las raíces nerviosas y la columna.

12) Hipnosis

Consiste en lograr un estado mental que lleva a disminuir el dolor, e incluso a eliminarlo cuando se inicie un ataque.

13) Respiración
Una buena técnica ayuda principalmente a controlar el dolor. Más adelante se aborda un apartado en donde se le indica una técnica adecuada de respiración.

14) Relajación progresiva
Es tan sólo la respiración profunda que se logra al contraer y relajar los músculos individuales de la cabeza a los pies.

15) Inducción de imágenes
Esta técnica es muy grata ya que el paciente tiene la posibilidad de manejar sus pensamientos hasta llegar al punto de mantener una actitud positiva ante el dolor; mediante esta también se liberan las endorfinas y queflinas.

16) Meditación
Es un ejercicio mental que ayuda a controlar el dolor no sólo crónico sino también agudo, permite la relajación y el reposo, reduciendo el estrés y la ansiedad provocadas por el dolor.

17) Biorretroalimentación
Ayuda a las personas con dolor artrítico moderado, se disminuye la temperatura corporal, el pulso y algunas otras funciones corporales.

18) Terapia magnética

Se utilizan principalmente los imanes; éstos proporcionan alivio y reducción del dolor en las articulaciones, músculos y huesos. Una colchoneta o faja pueden ser muy útiles para usted y su familia. En Bionatura contamos con estos productos magnéticos.

19) Crioterapia

Es la aplicación de frío en las áreas afectadas por calor, actúa como estimulante profundo bloqueando las pequeñas fibras de dolor; se usa en caso de inflamación aguda y severa, así como durante un espasmo muscular. Se debe usar con moderación.

20) Termoterapia

Es un tratamiento para múltiples dolores en articulación y durante el dolor crónico o agudo en un artrítico. Se incrementa la flexibilidad de los tendones, ligamentos y articulaciones. El calor abre los vasos sanguíneos, propiciando que lleguen los nutrientes necesarios al área afectada y por lo tanto sanar el tejido.

21) Yoga

Puede lograse un estado casi semejante como en la meditación, debe ser realizado en un lugar tranquilo y relajado. Más adelante se hace mención de algunas técnicas de este tipo.

22) Homeopatía

Aún no se logra entender lo que hace funcionar a la homeopatía sin embargo, un medicamento de este tipo puede producir un proceso que se asemeje a las sustancias que esta produciendo el organismo durante la enfermedad y así propiaciar una cura a los síntomas.

23) Tal Chi

Consiste en relajarse mentalmente y concentrar la atención. Ésta retarda y cura algunas condiciones crónicas. Reduce la tensión, la ansiedad y mejora el modo de caminar y el equilibrio.

24) Baños de lodo

Básicamente, el lodo es caliente y ayuda a calentar los músculos, ligamentos y las articulaciones afectadas, aliviando el dolor, además mejora la circulación.

25) Los minerales

Muchos son los que ayudan al cuerpo a mejorar la condición física general del ser humano, controlan el apetito, incrementan el tono muscular, reduce la grasa corporal y disminuye la diabetes y el cáncer.

26) Sustancias nutricionales
Mejoran y fortalecen los nervios y músculos, mejoran las membranas celulares, reducen el colesterol, la presión sanguínea y la circulación.

27) Microalgas
Son una rica mezcla de nutrientes, antioxidantes, grasas, vitaminas y minerales. Protegen de la degeneración progresiva de las articulaciones y ligamentos.

28) Ultrasonido
Reduce directamente el dolor, incrementando el flujo del calor y sangre al penetrar en la piel las sondas de sonido.

29) Estimulación eléctrica
Alivia el dolor asociado con las lesiones en articulaciones y tejido suave. Al enviarse las pulsaciones a las terminales nerviosas, bloquea el mensaje de dolor en el sistema nervioso, estimula naturalmente las endorfinas y disminuye el dolor.

La estimulación puede fortalecer el músculo, la articulación y aliviar el ardor. En Bionatura puede encontrar la mejor solución con esta terapia.

30) Iontoforesis

Se aplica un medicamento de manera local en el área afectada y se utiliza una sonda eléctrica para conducir el medicamento antiinflamatorio y analgésicos a través de la piel, provocando el flujo sanguíneo acelerado y el restablecimiento despues de una lesión o traumatismo.

31) Inyecciones en articulaciones

Se inyecta básicamente cortisona en la cápsula de la articulación afectada; actúa a corto plazo o intermedio para casos de artritis en una articulación. Es necesario reducir las actividades para bajar la inflamación. Puede inflamar el cartílago y el espacio de la articulación empeorando la situación inicial.

32) Cirugía

Es la última opción a aquellos pacientes que no han tenido éxito con todo lo anterior y que sufren de dolor y progresión del deterioro de las articulaciones.

Así entonces, antes de dar inicio con las recomendaciones para la rehabilitación, recordemos que lo anterior debe usarse con moderación y bajo la supervisión de su médico, ya que de ello depende en gran parte el éxito de su tratamiento.

REHABILITACIÓN

Pero para obtener mejores resultados en el tratamiento de la artritis es necesario que se realice un diagnóstico acertado de la enfermedad para llevar a cabo un plan completo de cuidados generales y no sólo usar un remedio que inicialmente nos puede ser muy útil pero que con el paso del tiempo ya no será efectivo, recordemos que la artritis es una enfermedad que avanza y afecta cada vez más partes de nuestro cuerpo.

Así es como el trabajo del médico y de la familia comienza a tener importancia dentro de la vida de todas aquellas personas en las que la artritis, sea aguda o crónica, ya se ha detectado. En la práctica profesional de la medicina natural he encontrado que el diagnóstico temprano y el inicio de las terapias de rehabilitación son parte fundamental para mejorar y conservar la función de las articulaciones, aliviar los dolores, restablecer la actividad, desarrollar destrezas y estimular la autosuficiencia; todo esto debe lograrse a través de un programa completo de reposo, ejercicio, inmovilización y tratamientos alternos que conduzcan a una etapa de rehabilitación. En la actualidad, los pacientes artríticos deben estar bajo cuidados en cada una de las etapas de la enfermedad.

En México mantener un tratamiento de rehabilitación en cualquier unidad de Medicina Física y Rehabilitación es casi imposible, ya que son insuficientes dada la situación económica por la que atraviesa nuestro país.

Para una persona que está gravemente incapacitada por artritis, será un poco difícil la rehabilitación, aunque no debe perderse la esperanza de poder restaurar al máximo su habilidad para realizar algunas actividades.

El tratamiento en alguna clínica de seguridad social resulta extenuante; tan sólo vestirse y transportarse puede ser excesivo para un paciente que después tiene que enfrentarse a un extenso programa de rehabilitación. El objetivo principal durante toda la rehabilitación es reducir la inflamación y el dolor, así como evitar que se contraigan las articulaciones y conservar o mejorar la movilidad, así como llegar a depender lo menos posible de los familiares y amigos.

Para una persona que ha perdido la confianza hasta en sí misma, el realizar un tratamiento de rehabilitación y reincorporación a una vida social normal con un trabajo ligero, constituye un valioso tranquilizante, para aumentar su optimismo, por lo cual es necesario llevarla a cabo.

Como se ha mencionado, las articulaciones se entiesan rápidamente con la artritis, particularmente si están en mala posición. Para evitarlo, es necesario llevar un tratamiento completo combinando el reposo y ejercicios para mantener la completa movilidad articular.

Algo muy importante es dar al paciente tiempo y oportunidad para efectuar sus propias actividades diarias. Lograr la independencia física o reducir la dependencia puede ser una meta realista y contribuye por sí misma a dejar en libertad a la persona que se ha desmoralizado porque se exige o espera demasiado de éllas y se fija metas imposibles.

La rehabilitación no es completa sino hasta que el enfermo remonta su sitio en la comunidad y es capaz de disfrutar de una vida normal y acepta sus habilidades físicas.

El principal problema por resolver no es tanto la incapacidad múltiple debido a la enfermedad, sino a la tendencia de inestabilidad y el inevitable deterioro de las articulaciones y los tejidos blandos, lo cual influye en las recaídas durante la enfermedad. Para ello, es mejor poder otorgarles un tratamiento terapéutico constante que les permita realizar sus ejercicios diariamente en su propia casa.

Artritis

Recomendaciones generales durante la rehabilitación

1.- El paciente debe tomar los medicamentos prescritos por su médico.

2.- Para realizar los ejercicios que aquí propongo, es necesario estar descansado, teniendo períodos de reposo durante el día.

3.- Deben realizarse de una a tres veces al día.

4.- La tolerancia a los ejercicios debe ser hasta llegar a diez, como se indica posteriormente.

5.- La colaboración de los familiares para ayudar al enfermo en algún movimiento será primordial.

6.- Cuando exista contracción de los músculos, debe iniciarse con ejercicios de estiramiento pasivo ayudados por algún familiar.

7.- Es importante ir incrementando los ejercicios hasta la tolerancia, siempre y cuando no llegue a fatigarse o lastimar sus articulaciones.

Recreación

Como parte fundamental del tratamiento de rehabilitación, una de las terapias más importantes dentro de todo el período es la convivencia con la familia y las actividades que puedan realizarse durante la misma.

Una persona enferma se aísla del medio que lo rodea y se vuelve apático y retraído ante todo; deja de realizar actividades y está constantemente deprimida. Las actividades deportivas y de recreación bien seleccionadas y realizadas durante 15 minutos diarios, pueden ser de gran utilidad porque proveen de ejercicio y ofrecen la ventaja de ser aceptados generalmente. El ping-pong y el badminton son actividades que no ponen en tensión a las articulaciones, en cambio son divertidos. Jugar con el yoyo es apropiado para ejercitar la muñeca y los dedos. Escalar y asirse en las barras es bueno para el estiramiento de los brazos.

El caminar, el subir y bajar pequeñas escaleras son muy favorables para ejercitarse. Entre las actividades artísticas y de oficios, el trabajar con masa y barro, el dibujar, la costura, el tejido, el bordado son algunas de las actividades apropiadas y divertidas no sólo para los niños sino para todas las personas.

REPOSO

Cuando las articulaciones están inflamadas necesitan reposo, a mayor inflamación se requerirá de más descanso.

El reposo preferentemente en cama es muy beneficioso para los enfermos en general, pero en este caso es muy importante para tratar la artritis.

La cama debe ser, si no dura, al menos firme, y deberán desecharse los antiguos colchones de lana y hule espuma. Debe permanecerse durante el mayor tiempo posible en la cama, incluso a la hora de la comida; ésta se llevará a cabo sentado en la cama con la espalda recta. Durante el resto del día se estirará; se relajará, descansará y dormirá.

Es muy importante que el enfermo artrítico aprenda alguna técnica de relajación mental, ya que este sistema puede aportar muchas ventajas al tratamiento.

A continuación podemos ver las posiciones que debe de adoptar un artrítico tanto para sentarse, dormir, etcétera.

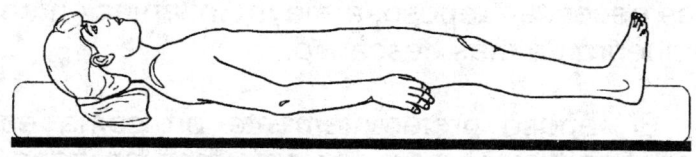

Buena posición

* Posición de un enfermo artrítico en una cama para conseguir descanso del organismo. Y para evitar la deformidad y mejorar la circulación.

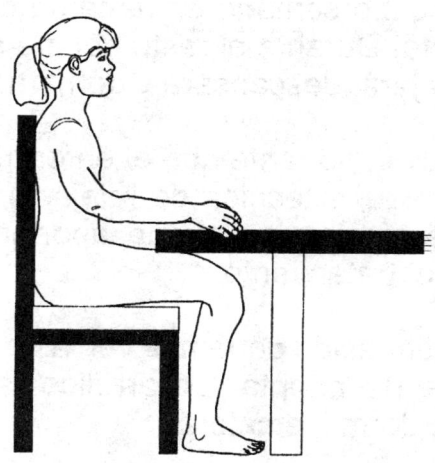

Buena posición

* Posición relajante para practicar la terapéutica ocupacional.
- Se debe utilizar una silla adecuada. El reposo es muy importante para el enfermo artrítico.

El artritismo afecta no sólo las articulaciones, sino todo el tipo de vida del enfermo. Pero también es muy importante no dejar a un lado todas las tareas de trabajo que poco a poco son más dolorosas; puede comenzar simplificando sus actividades: no es necesario limpiar y sacudir toda la casa, acudir al mercado a diario; no es necesario realizar movimientos bruscos que produzcan dolor articular.

Simplificación del trabajo

Los objetos que más se utilizan deberán estar siempre a la mano y ubicados en lugares o zonas de fácil acceso.

ZONA 1
❏ Los objetos ligeros deberán estar colocados a una altura que permitan estirarse y obtener con facilidad los objetos.

ZONA 2
❏ Los objetos de mayor uso estarán ubicados a una altura entre la cadera y el hombro.

ZONA 3

❑ Los objetos más pesados deberán estar en un nivel no muy bajo, entre la cadera y el piso.

* Utilice objetos de mango ancho y largo (cepillo, escobas, recogedores y similares).

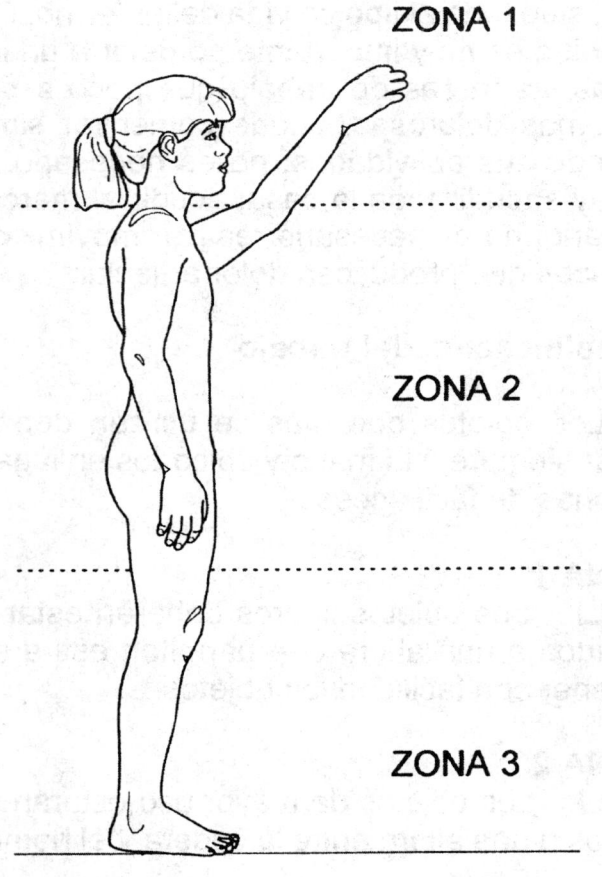

Algunas sugerencias para la simplificación del trabajo y conservación de la fuerza.

- ❏ Use charolas para llevar varios objetos a la vez.
- ❏ Siéntese para preparar sus alimentos.
- ❏ Lave la ropa en pequeñas cantidades.
- ❏ Evite cargar demasiado pesado.
- ❏ Utilice camas, sillas, etc., que tengan la altura apropiada, a manera de facilitar el sentarse o levantarse.

Valore su tiempo y descanse; el reposo y las buenas posturas son importantes para nuestro cuerpo. Usted se preguntara el porqué, pues bien, es maravilloso darse un tiempo para recuperar la energía y mejorar nuestra tolerancia hacia cualquier actividad, lo cual mejora la tolerancia y resistencia de nuestro organismo tanto físico como emocional.

Las articulaciones descansan con el simple hecho de cambiar de posición durante el tiempo que estemos realizando determinada actividad.

Los músculos resisten el movimiento, porque están hechos para soportarlo, pero después de un tiempo, aproximadamente 20 minutos de estar, en una misma posición, los músculos comienzan a tener un cansancio, por lo cual, es conveniente cambiar la posición y proteger las articulaciones que provocan dolor o que estén inflamadas.

Muchas veces el dolor es una advertencia de que algo está mal en nuestro cuerpo, pero apenas nos tomamos el tiempo para preocuparnos por lo que nos está sucediendo.

Protección de las articulaciones

Así como mencioné anteriormente la simplificación de trabajo y esfuerzo, es importante que para obtener buenos resultados se protejan las articulaciones, por supuesto tomando en cuenta el dolor:

❑ Para evitar posibles molestias y dolores se deben efectuar todas las actividades sin llegar a fatigarse o molestar las articulaciones.

❑ Es necesario evitar posiciones deformantes y movimientos bruscos en todas las tareas diarias

❑ Utilice sus músculos y articulaciones grandes y fuertes; hágalo especialmente cuando requiera esfuerzo de una articulación y cuando necesite levantar o cargar algún objeto.

Por ejemplo, al levantar un objeto, flexione sus rodillas y utilice los músculos de sus muslos en lugar de los de la espalda como lo hacemos habitualmente, lo cual no es más que flojera de agacharnos bien. Al levantarse de una silla, recárguese haciendo fuerza sobre las manos en lugar de hacerlo sobre los dedos o los nudillos. Para llevar objetos, utilice los músculos de los antebrazos en lugar de los de las muñecas y manos.

❑ Para levantar objetos utilice ambas manos.

❑ Para levantar o detener objetos utilice los antebrazos.

❑ Use las palmas de las manos en lugar de los dedos.

❑ Evite golpes o vibraciones fuertes como por ejemplo utilizar la máquina de escribir o clavar un clavo.

❑ Reduzca al mínimo las actividades que requieren de presión fuerte y firme con las manos como el tejer, pintar, escribir, coser, etc.

❑ Evite actividades que produzcan dolor.

❏ Al sentarse en una silla, no se deje caer; apoye sus manos y use sillas altas.

❏ Antes de levantarse muévase hasta la orilla y ayúdese con las manos.

❏ Utilice calzado cómodo con soporte de tacón, suela de goma y de piel o cuero suave.

❏ Mantenga el cuello y la espalda alineados lo más rectamente posible.

❏ Para proteger las articulaciones puede utilizar férulas de reposo que se usan durante la noche para mantener una articulación en la posición correcta, prevenir deformaciones y reducir el dolor.

Y algo muy importante: conserve la habilidad y capacidad de movimiento y trabajo de sus articulaciones; si usted pone suficiente empeño en el cuidado de cualquiera que sea su padecimiento, usted mismo se ayudará y reducirá el dolor.

Cuidar y proteger las articulaciones así como simplificar las tareas para hacer más sencillo el trabajo y conservar el espíritu de lucha permitirá dar tiempo suficiente para que nuestro cuerpo se recupere.

Artritis

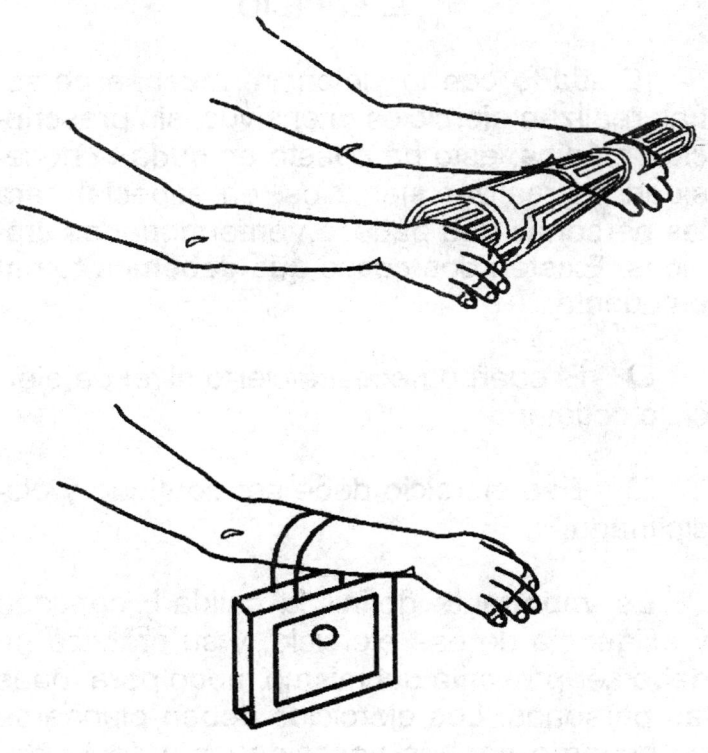

EJERCICIO

¡Cuidado con la violencia! Muchas personas realizan ejercicios intensivos, sin prescripción médica; esto ha puesto en duda la necesidad de realizar ejercicios, en especial para las personas que padecen enfermedades crónicas. Existen dos cosas que debemos tomar en cuenta:

- ❏ El cuerpo necesita cierto nivel de ejercicio cotidiano.

- ❏ Ese ejercicio debe ser continuo y disciplinado.

Es importante definir la calidad, cantidad y exigencia de ese ejercicio, y su práctica no debe ser prescrita del mismo modo para todas las personas. Los ejercicios deben planearse de acuerdo con las necesidades y capacidades individuales del paciente.

Es importante caminar de forma regular, para que nos mantengamos en forma; sin embargo, no trataremos de desquitarnos a la hora de comer y de beber. Se dice que la condición artrítica se halla ligada con una mala circulación sanguínea, por ello ningún tratamiento contra la artritis debe prescindir de un programa que mejore la circulación.

Caminar periódicamente tiene enormes beneficios para la salud: puede reducir el colesterol y la presión arterial, fortalecer el corazón, los pulmones y los huesos, quemar grasa y reforzar el sistema inmunológico. Cuando usted se siente tenso, caminar le puede ayudar a superar la presión y a levantar el espíritu.

Pero ¿Qué tipo de caminatas se pueden realizar, si algunos pacientes apenas se pueden mover? Hay qué comenzar, desde luego, por eliminar los dolores de las articulaciones, para después continuar con ejercicios muy suaves.

Antes de comenzar a caminar de forma habitual es preciso establecer una cita con el médico ya que es la persona más indicada para determinar el nivel de ejercicio que le conviene a cada persona. "Al comienzo, establezca pequeñas metas, para que de este modo tenga más probabilidades de cumplirlas".

Las caminatas al aire libre constituyen la manera más sencilla y eficaz de contribuir a los procesos de restauración de la salud, y el alivio de la enfermedad y realizar lo siguiente:

Ejercicios de respiración:

Quizás usted suponga que sabe respirar. Pero lo cierto es que una vez que experimente dolor, es probable que usted respire más rápido de lo normal, y libera entonces la adrenalina y por lo mismo su respiración sea rápida y superficial. Respirar incorrectamente puede llevar a una deficiente circulación del oxígeno y agravar su situación de dolor.

Para comenzar, inicie con respiraciones pausadas y deliberadas, después de un tiempo, la buena respiración se convertirá en un hábito. Respire profunda y correctamente.

Es importante realizar esta práctica en un ambiente silencioso y confortable, así como iniciar con ejercicios de respiración durante 10 minutos en total para mejorar la buena ventilación pulmonar, lo que ayudará a los músculos durante el ejercicio.

1) Las manos deben colocarse en el tórax.
2) Las piernas deberán estar flexionadas.
3) Inhalar profundamente por la nariz.
4) Comprimir el abdomen tanto como sea posible, sosteniendo por cinco segundos.
5) Exhalar lentamente por la boca (soplar).
6) Es necesario mostrar resistencia con los labios durante el paso del aire.

7) Es necesario realizar diez respiraciones antes de iniciar alguna terapia de ejercicios y dos entre cada ejercicio.

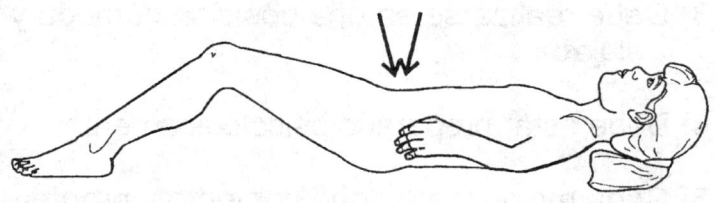

Con esta rutina uno mismo logra controlar la dinámica del ejercicio y se concientiza de la importancia del mismo. Asimismo, ayuda a relajarse y tomar un descanso de las actividades que a diario realiza.

Técnicas de estiramiento

Para realizar las técnicas de estiramiento es necesario no tener limitación articular o la presencia de algúna hinchazón. Esta técnica será recomendable cuando los músculos presentan contracciones, y deben de realizarse conjuntamente con la supervisión de algún familiar o amigo.

1) Aplicar algún fomento o medio que proporcione calor antes de iniciar el estiramiento.

2) El estiramiento debe hacerse en favor de la gravedad y/o eliminándola.

3) Debe realizarse en una posición cómoda y relajada.

4) Debe estar preparado psicológicamente.

5) Cada movimiento debe ser lento y progresivo.

6) El estiramiento debe realizarse durante cinco minutos y se aumenta según la tolerancia.

7) Es necesario repetirlo diez veces.

Posturas

Una vez que hemos entendido la importancia de mejorar no sólo nuestra respiración sino los ejercicios que podemos realizar para entrar en calor para la sesión de ejercicios es necesario conocer cuáles son las posturas más correctas del cuerpo, ya que éstas guardan especial relación con la manera o forma del mismo.

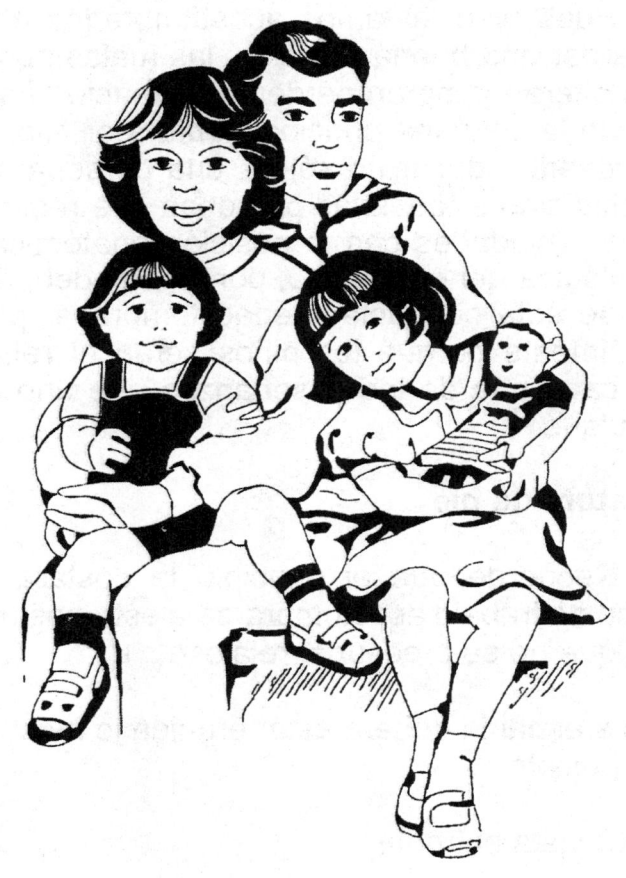

Una buena postura siempre demostrará que poseemos un equilibrio normal. Ustedes se preguntaran de qué sirve esto, si por la artritis las articulaciones tienden a deformarse, provocando que hasta se camine mal.

Pues bien, estamos acostumbrados a no guardar una buena posición; las malas posturas alteran y logran perder la alineación natural de la columna principalmente; por ello, es necesario educar no sólo a una persona con artritis sino a todas las personas que realicen ciertos cuidados con la posición anatómica y fisiológica del organismo, por lo cual debe iniciarse esta conducta a edad temprana, principalmente porque los niños serán el reflejo de cada una de las enseñanzas que uno les inculque.

Postura de pie

Recuerde que al principio le costará un poco de trabajo acostumbrarse a esta postura, así que no se preocupe; relájese.

1) La espalda deberá estar erguida lo más posible.

2) La vista al frente.

3) Los hombros hacia atrás y abajo.

4) Los músculos abdominales y los glúteos contraídos.

Artritis

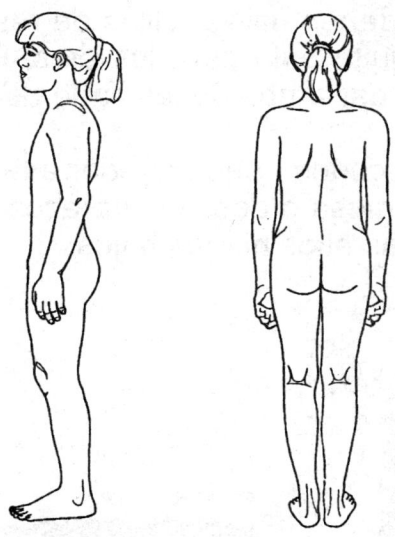

A) Si se está parado por mucho tiempo, es necesario subir un pie sobre algún escalón o un banquito e ir alternando cada pierna

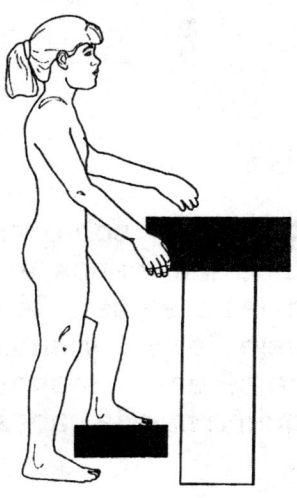

B) Se deben utilizar sillas de respaldo alto y un banquito bajo para los pies; las rodillas deben quedar arriba de las caderas.

C) Los codos deben quedar a la misma altura de la mesa o descansa brazos, no deben estar ni más altos ni más bajos.

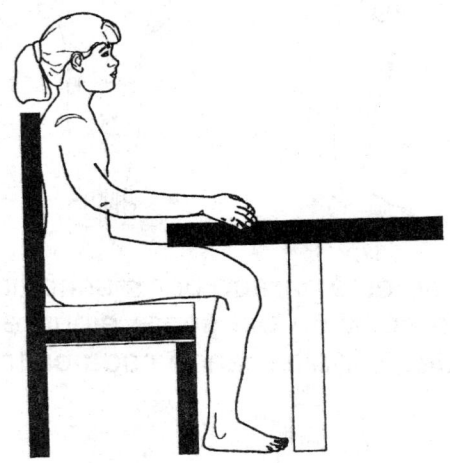

Para recostarse

A) Se debe sentar sobre el borde de la cama, colocando las manos a los lados del cuerpo; subir las piernas a la cama manteniéndolas en eje flexión, y subir los pies sin dejar de apoyarse en las manos. Utilizar una almohada pequeña bajo la cabeza.

B) Para levantarse, es necesario ponerse de lado con las piernas flexionadas; apoye las manos sobre la cama y empujarse con los brazos para levantar el tronco, sin estirar las piernas, bajar los pies de la cama y seguir enderezándose hasta quedar completamente sentado.

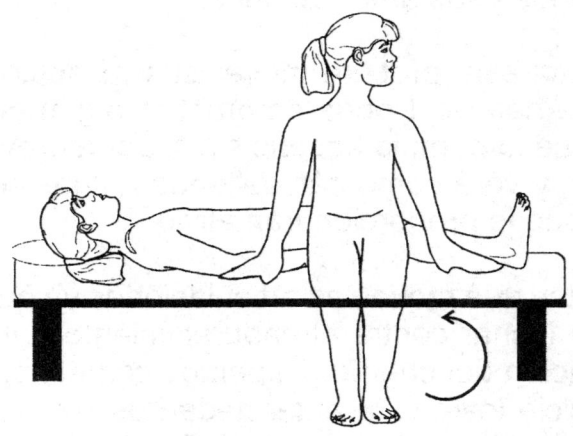

De la misma manera como les recomendé todo lo anterior, también será necesario ejercitarse con natación en albercas templadas, las caminatas al aire libre y los ejercicios leves con una buena respiración.

Pero antes que nada, hay que relajarse, y olvidarse de analgésicos, las preocupaciones, etc., enseguida es necesario estirar las articulaciones una por una, de dos o hasta tres veces.

Todo lo anterior hágalo, en un principio, unas cuantas veces hasta completar cuatro veces al día. Posteriormente, trate de aumentar el número de veces. Lo anterior es curioso observarlo comúnmente en los animales, especialmente en algunos como los gatos, que se desperezan y ponen en juego sus músculos con todas sus articulaciones.

Estírese, procure mover sus músculos en forma natural. Ponga en práctica algún ejercicio que le permita hacerlo sin llegar a provocar dolor, y verá cómo irán saliendo rutinas sencillas que le proporcionarán alivio.

Hay qué mover las articulaciones ya que se debe luchar contra el endurecimiento e inmovilización del cuerpo. Debemos comenzar con ejercicio leve, si la enfermedad es severa, en un principio no parecerá fácil, pero la dificultad principal consiste en decidirse. A menudo, cuando uno es víctima de la adversidad, prefiere no arriesgarse a ensayar lo desconocido.

Decídase, y empiece con unas sencillas rutinas. Cuide de no provocarse dolor o inflamación; recuerde que los músculos y las articulaciones se ejercitan más si realiza calentamiento. Puede ser mejor realizarlo después de un baño o una ducha y que haya cedido la rigidez matutina.

Es muy importante que al realizar el ejercicio se mantengan las articulaciones en línea recta, y que no se muevan las articulaciones hacia los lados. También ponga especial atención y ejercite aquellas articulaciones que estén más rígidas, así como aquellos músculos que estén más débiles.

Para iniciar con los ejercicios realice un calentamiento con una rutina básica de ejercicios recostándose de manera recta sobre la cama o superficie recta y firme, con los brazos a los lados, caderas y rodillas rectas.

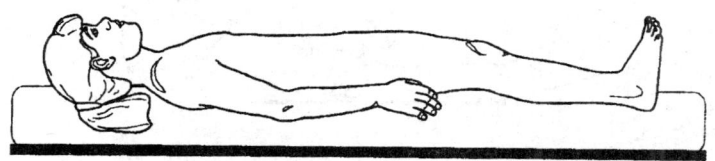

1) Flexione los dedos de los pies hacia abajo y luego estírelos hacia arriba.

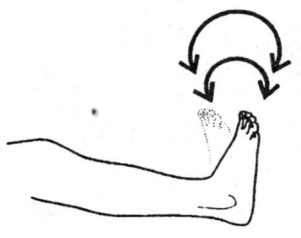

2) Coloque las palmas de las manos hacia abajo y levante las manos manteniendo las muñecas sobre el suelo o la cama. Cierre los puños y luego estire los dedos. Repose sus manos.

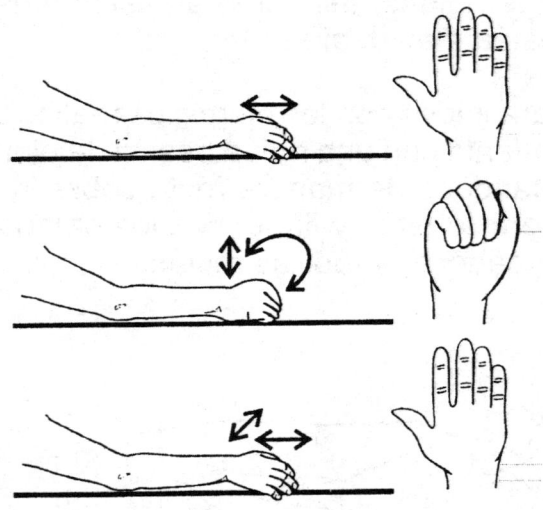

3) Mueva cada dedo pulgar sobre la palma hasta la base del dedo meñique y estire luego el pulgar a la posición inicial.

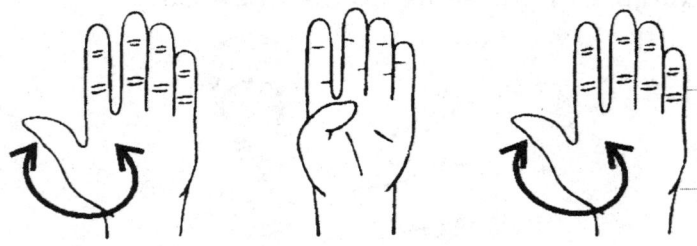

4) Para los tobillos doble los pies hacia arriba y luego empuje hacia abajo sin doblar las rodillas.

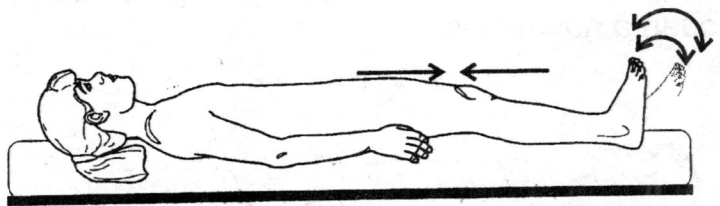

5) Contraiga los músculos de los muslos, fije las rodillas y doble los pies hacia arriba flexionando los tobillos, para dar firmeza a las rodillas. Sostenga contando hasta cinco.

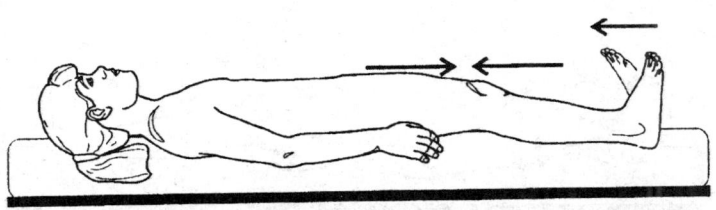

6) Contraiga los músculos de los glúteos. Sostenga y cuente hasta cinco.

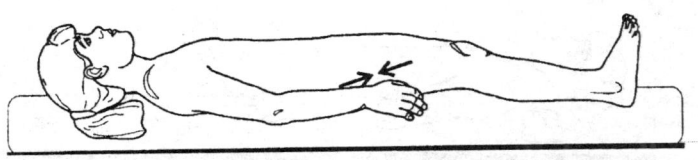

7) Flexione las rodillas dejando los pies sobre la superficie de la cama. Presione la parte baja de la espalda contra la cama y sienta cómo se mueve la pelvis. Sostenga mientras cuenta hasta cinco.

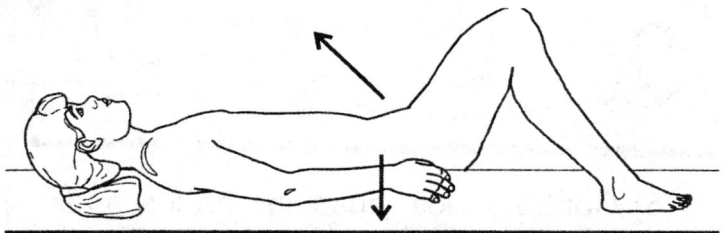

8) Presione los hombros hacia la espalda: atrás contra la cama. Sostenga y cuente hasta cinco.

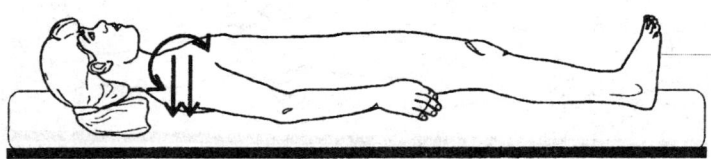

9) Doble las rodillas dejando los pies sobre la cama. Junte sus manos para obtener apoyo y levante los brazos por encima de su cabeza.

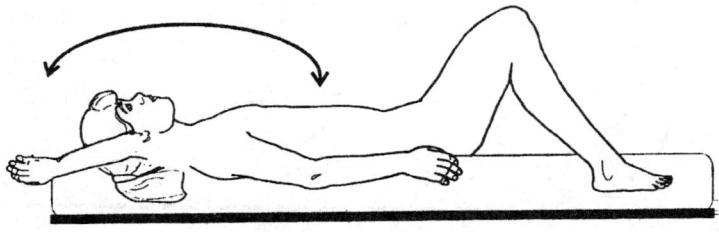

10) Mueva los brazos hacia afuera y a los lados dando movimiento a los codos. Voltee las palmas hacia arriba, doble los codos hacia usted. Estire y enderece los codos volteando las palmas hacia abajo.

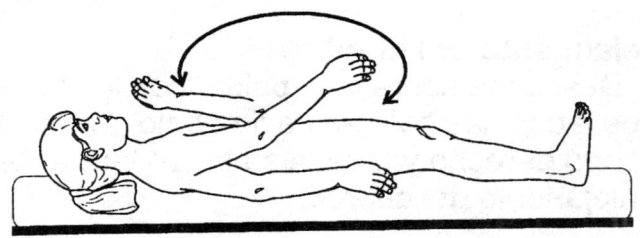

Programa de ejercicio terapéutico

Para reducir la artritis en hombros

Flexión del hombro

Descanse sobre su espalda, con los brazos a los lados, mantenga el codo derecho y levante el brazo hasta que la mano señale el techo.

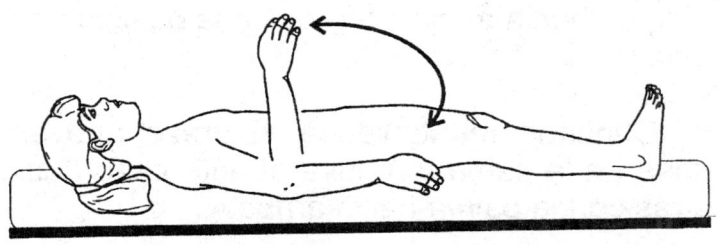

❑ En estos ejercicios puede hacer una variación utilizando una banda, liga o listón para mantener la firmeza al levantar el brazo, se puede realizar sentado en una silla o de pie con una buena posición en todo el cuerpo.

Alejamiento del hombro
Descanse sobre la espalda, con los brazos a los lados, las palmas hacia abajo. Mantenga el codo derecho y mueva su brazo lateralmente alejándolo del cuerpo.

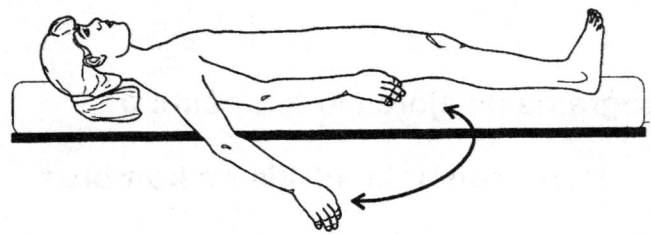

Rotación del hombro
Descanse sobre la espalda, con los brazos extendidos hacia los lados a la altura del hombro, el codo dóblelo y la mano apuntando al techo. Mantenga el brazo sobre la cama y mueva el antebrazo hacia abajo, con la palma dirigida hacia abajo. Regrese a la posición original.

Continúe manteniendo el brazo apoyándose en la cama y mueva el antebrazo hacia atrás con la palma hacia arriba.

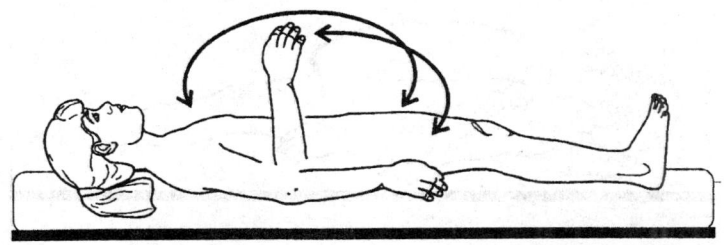

Extensión de hombro

Descanse sobre su estómago, con los brazos a los lados, las palmas hacia el cuerpo. Levante el brazo hacia arriba, tanto como le sea posible.

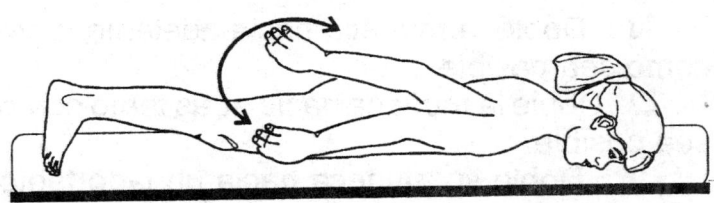

Flexión-extensión de codo

Descanse sobre su espalda, con los brazos a los lados, las palmas hacia el cuerpo. Doble el codo y lleve la mano tan cerca como pueda del hombro.

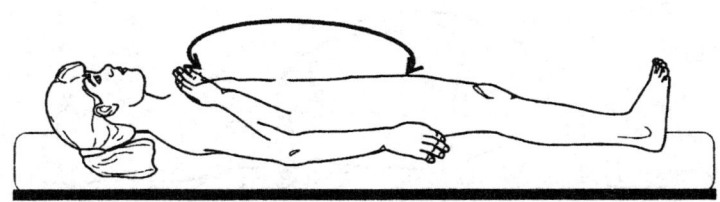

Para reducir la artritis en las manos

Flexión-extensión de muñeca y desviación radial

Descanse sobre su espalda, los brazos extendidos hacia afuera, el codo doblado, la mano apuntando hacia el techo:

❑ Doble la muñeca hacia adelante tanto como sea posible.
❑ Doble la muñeca hacia atrás tanto como sea posible.
❑ Doble su muñeca hacia un lado tanto como sea posible en la dirección del pulgar.

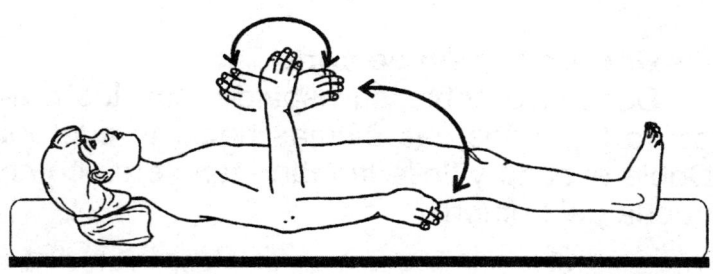

Flexión-extensión de dedos

Doble los dedos, empezando por las puntas, hasta cerrar el puño. Desdoble los dedos, enderécelos y ábralos completamente.

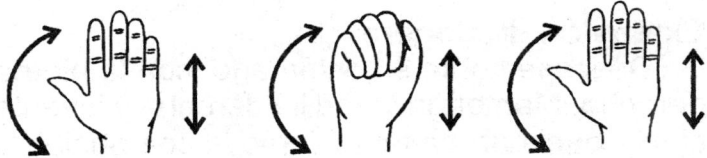

Para disminuir el dolor y la artritis en cadera y rodillas

Flexión-extensión de cadera y rodilla

Descanse sobre su espalda, con la pierna derecha. Levante una pierna, doblándola en la rodilla y en la cadera.

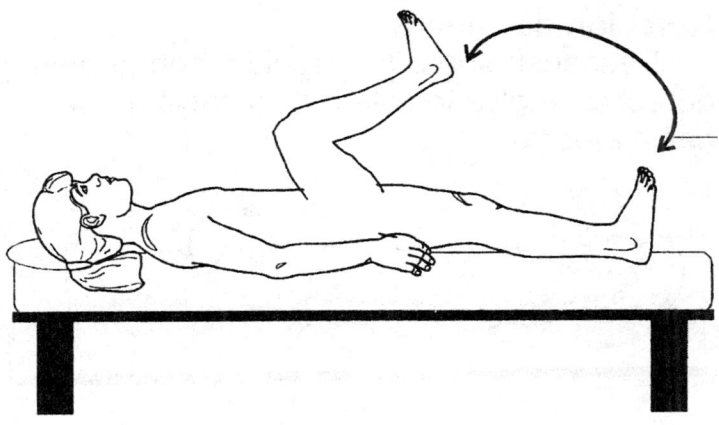

Siga moviendo la pierna, llevando la rodilla hasta el pecho de manera que la cadera y la rodilla se desdoblen lo más posible (mientras tanto mantenga la otra pierna apoyada en la cama). Baje la pierna; enderece la rodilla.

Extensión de Cadera
Descase sobre su estómago, con la pierna derecha. Mantenga la rodilla derecha y levante su pie hacia arriba tanto como le sea posible.

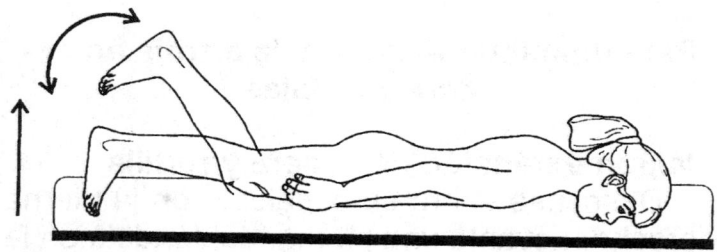

Rotación de cadera
Descanse sobre su espalda, con la pierna derecha. Vuelva toda la pierna hacia adentro y hacia afuera.

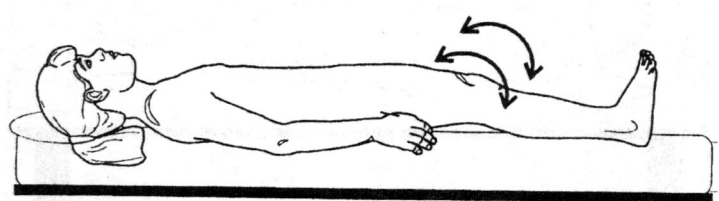

Alejamiento de cadera

Descanse sobre su espalda, con la pierna derecha. Mantenga su rodilla derecha y mueva su pierna hacia un lado, alejándola del cuerpo.

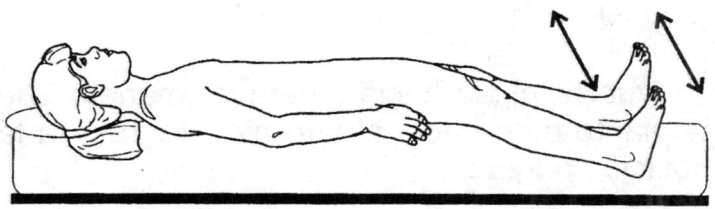

Para reducir la artritis en tobillo

Flexión dorsal y de la planta del tobillo

Descanse sobre su espalda, la pierna derecha, los pies relajados. Mantenga la pierna derecha, doble el tobillo de manera que los dedos del pie apunten hacia usted; relaje el pie. Doble el tobillo, de manera que los dedos del pie apunten en dirección opuesta a la de usted.

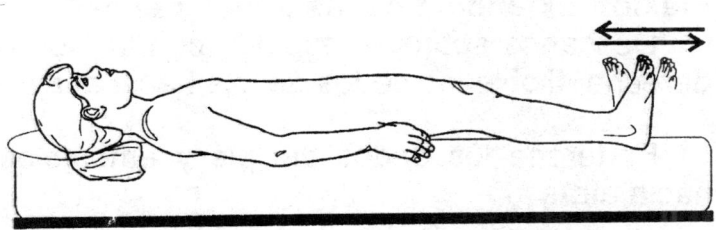

Para reducir la artritis en el pie

Flexión del pie
Descanse sobre la espalda, con la pierna derecha. Vuelva un pie de manera que la planta mire hacia el otro pie. Regrese a la posición original.

Vuelva el pie hacia afuera de manera que la planta mire hacia el otro pie. Regrese a la posición original.

Vuelva el pie hacia afuera de manera que la planta del mismo mire en dirección contraria al otro pie.

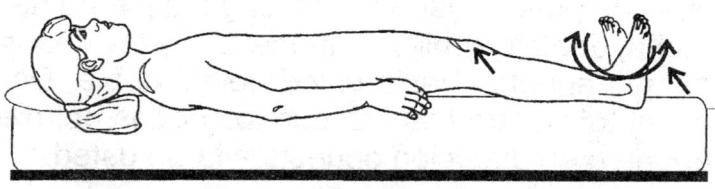

Flexión-extensión de los dedos del pie
Descanse sobre su espalda con la pierna derecha. Doble los dedos del pie hacia abajo.

Enderece los dedos del pie y empújelos hacia atrás.

Artritis

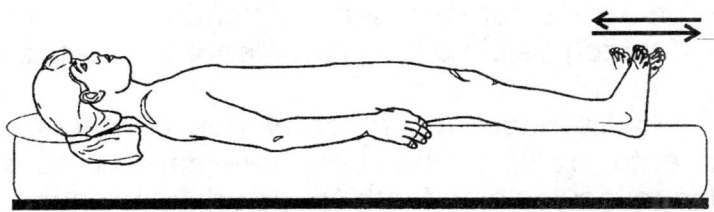

NOTA: Al finalizar cada repetición de cualquier movimiento, se deberá regresar a la posición de inicio, descansar y repetir de nuevo, hasta completar la serie indicada.

Recomendaciones para los ejercicios

a) Haga su rutina de ejercicios cuando menos una vez al día.

b) Concéntrese en la calidad de uno de los ejercicios: es mejor hacer pocos ejercicios que hacer muchos pero deficientes.

c) Cuide de no provocarse dolor e inflamación: Juzgue con cuidado los efectos de cada ejercicio tanto sobre cada articulación, en particular, como sobre sus extremidades en general.

d) Si se produce dolor y éste permanece por más de dos horas, es necesario verificar que se esté realizando de manera adecuada la rutina; si es correcta, deberá disminuirse el número de repeticiones, haciendo el menor esfuerzo posible o bien con menor frecuencia.

e) Es necesario recordar que el calentamiento previo a una rutina calentará no sólo los músculos sino también las articulaciones.

f) Haga el ejercicio una vez que haya cedido la rigidez matutina y empiece el efecto del tratamiento médico que se esté siguiendo.

g) Los descansos o siestas deben ser por lo menos de una hora, dos veces al día como mínimo.

h) Por la noche trate de descansar de ocho a diez horas.

Algunos ejercicios los deberá llevar a cabo sobre un lugar firme, pero acojinado, como un colchón sobre el suelo.

Los ejercicios deberán hacerse con ropa adecuada, tal como short y camiseta o bien pantalones tipo pants. Los ejercicios deben realizarse de dos a tres veces al día. Si usted realiza los ejercicios como se menciona aquí, no deberá producirse dolor; cualquier molestia durante o después de la actividad deberá comentarla con su médico.

Artritis

Es bueno el hábito del ejercicio para mantenernos en buenas condiciones y no permitir que se siga deteriorando lo más preciado que tenemos: nuestro cuerpo.

A continuación realice esta otra serie de ejercicios que son muy recomendables para mantenerse con buena salud.

Colocar una silla que no tenga brazos. Tiéndase frente a ella, apoyando la cabeza en una almohada, y ponga las piernas sobre el asiento. La espalda debe permanecer recta sobre el suelo.

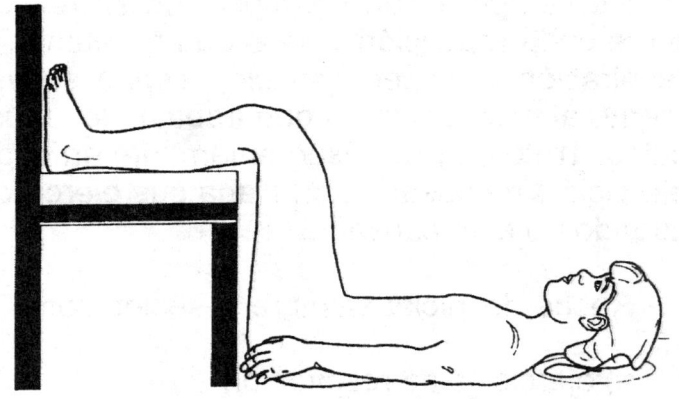

* Siéntese en una silla que no tenga brazos. Inclínese, tratando de acomodar los hombros a la altura de sus rodillas, y luego agáchese más, como si fuera a poner los codos sobre el suelo. Repítalo varias veces.

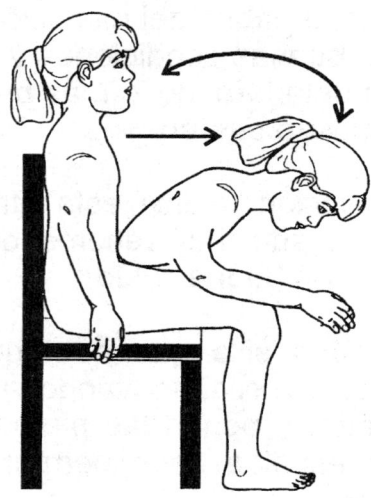

Dé tiempo a que los músculos se relajen entre cada repetición y trate de no detener la respiración al hacer ejercicio, respire suavemente al mismo tiempo que trabajan los músculos. Trate de progresar lentamente en cada ejercicio sin causar dolor. Haga sus ejercicios cuando no esté cansado.

Recuerde iniciar siempre la sesión con:

a) ejercicios de respiración
b) ejercicios para los brazos
c) ejercicios para las piernas
d) bailar
e) nadar
f) trabajar un poco en casa
g) ciclismo no intensivo

Todo lo anterior debe realizarse dentro de las capacidades de cada persona y, por puro placer.

En todos los ejercicios que usted intente, lo importante es su creatividad, invente otras rutinas que le hagan sentirse bien, procurando que sean prácticas y sencillas.

EJERCICIOS DE YOGA

El yoga es un excelente medio para combatir la artritis. Pero sólo tome en cuenta aquéllos ejercicios que puedan adaptarse a sus condiciones personales, sobre todo los relacionados con la concentración, relajación y respiración. Hay qué tener presente sin embargo, dos cosas:

❑ Los ejercicios del yoga son fáciles de practicar.

❑ Son, además, muy eficaces para el fin que se persigue.

Actualmente, muchos artríticos hablan maravillas acerca de los beneficios que, en algunos casos, procuran alivio total y permanente a los habituales dolores de la enfermedad.

Básicamente, el yoga permite incrementar las alternativas de estiramiento, sin que haya consecuencias negativas.

Vamos a poner en práctica, a continuación, nuevos ejercicios para diferentes partes del cuerpo:

La flor modificada.
Este ejercicio es para los dedos. Cierre una mano con firmeza, y manténgala así por unos segundos. Aflójela y extienda todo lo que pueda.

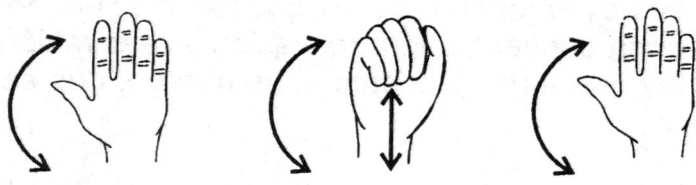

La cobra modificada.
Para la espina dorsal. Tiéndase boca abajo en la cama o en una alfombra. Recoja las manos a la altura del pecho y levante lenta y cuidadosamente el torso, apoyándose en las manos; manténgase así unos segundos y baje despacio. Repita y practique diariamente.

Artritis

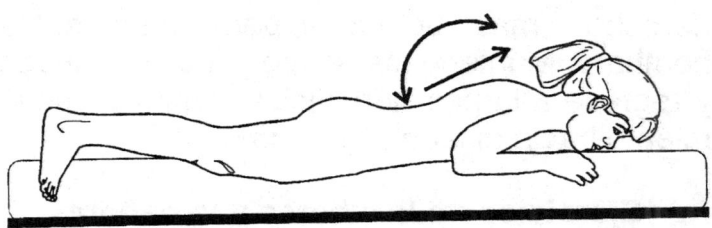

El péndulo.
Para los hombros. De pie, con las piernas hacia delante separadas y una mano en la cadera, inclínese hacia delante tratando de no doblar las rodillas. Mueva lentamente el brazo libre, de izquierda a derecha, como un péndulo. Levántese y repita la operación con el otro brazo.

La espiral torcida.
Para el cuello y la parte superior de la espalda. Sentado en una silla sin brazos, cruce las piernas y gire el torso a la izquierda. Descanse su mano derecha sobre la rodilla que haya quedado encima y mire sobre su hombro izquierdo, mantenga esa postura cinco segundos. Repita a la inversa.

El giro de caderas.
Para las caderas y la parte inferior de la columna. Tiéndase en la cama o en la alfombra con las piernas juntas y las manos debajo de

la nuca. Gire suavemente las caderas hacia la derecha lo más que pueda, pero sin mover los hombros. Manténgase así por cinco segundos y regrese a la posición inicial. Repita el movimiento hacia el lado izquierdo.

Ejercicios en la alberca y la bañera

Es muy útil para ejercitar las articulaciones inflamadas. El calor del agua aumenta la circulación y ayuda a reducir las contracciones involuntarias de los músculos, produciendo así un movimiento más efectivo. Tanto la movilidad articular como la fuerza muscular y la condición física general pueden mejorarse con esta terapia.

En una alberca con agua templada, de preferencia, realice una gran variedad de ejercicios para la movilidad de sus articulaciones. Experimente con nuevos ejercicios e intente otros de su creación; procure que sean sencillos y que no lastimen.

La tina de baño es otro lugar donde usted puede intentar sus ejercicios. Durante los últimos tiempos, la técnica de la hidroterapia se ha vuelto más elaborada, como ya se mencionó con anterioridad.

Es también muy recomendable introducirse en una tina con agua lo más caliente que se soporte durante 30 minutos, tratando de mantenerla en la misma temperatura, esto debe realizarse de una a dos veces al día. El calor húmedo administrado por este medio será eficaz para aliviar el dolor y, en particular, útil antes de cualquier terapia de ejercicios; en muchos pacientes algunas compresas frías son igualmente efectivas, o más, para aliviar el malestar articular.

Un medio también utilizado podría ser el llamado Tanque Terapéutico, en el cual se realizan los ejercicios en el agua. Para éste se necesita de un mínimo de esfuerzo al realizar los ejercicios, ya que el peso sobre la articulación es menor, además de que el calor del agua actúa relajando casi todo el cuerpo. La duración de este tratamiento es de 45 minutos con una temperatura de 35 a 37°C y se realizan ejercicios como:

1) Marcha con las puntas de los pies.
2) Marcha de talones.
3) Marcha tipo militar.
4) Marcha lateral (izquierdo y derecho).

Ejercicios de pie, con las piernas separadas ligeramente y sujetándose con las manos de los bordes del mismo tanque.

Se realizan 10 repeticiones de cada uno de los que a continuación les describo:

Para cuello, cadera, tobillo, pie, dedos.
- ❏ Flexión.
- ❏ Extensión.
- ❏ Rotación a la izquierda y derecha.
- ❏ Lateralizaciones igual que la anterior.

Y para el hombro, codo.
- ❏ Doblar.
- ❏ Extensión.
- ❏ Acercar y alejarlo del cuerpo.
- ❏ Rotación a la izquierda y derecha.

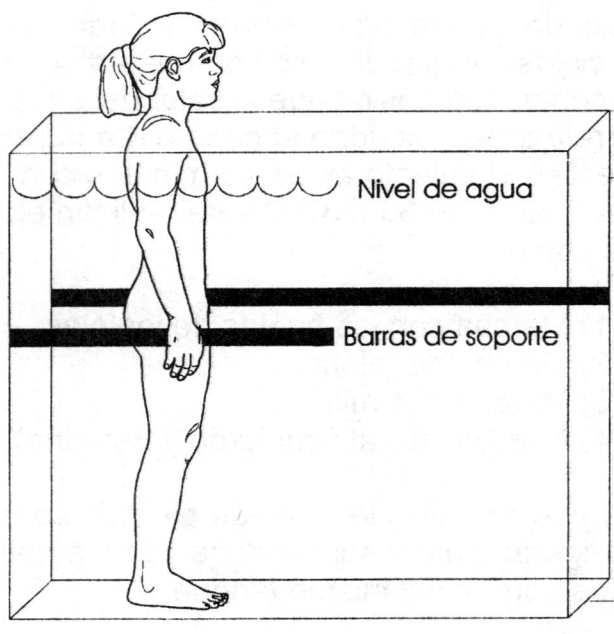

Nivel de agua

Barras de soporte

HIDROTERAPIA

La Hidroterapia es uno de los procedimientos más antiguos de los que se ha valido la humanidad; es muy probable que el hombre la haya utilizado para el tratamiento de algunos de sus padecimientos. Pitágoras recomendaba a sus discípulos el uso de los baños fríos para fortalecer el cuerpo y el talento.

Hoy en día, la Hidroterapia es un procedimiento terapéutico muy importante y efectivo, en el cual se utiliza al agua como conductor de estímulos físicos, químicos o mecánicos.

El agua, la sangre de la Naturaleza, como Leonardo da Vinci la denominara, es, de hecho, el vehículo curativo más sencillo que puede existir. La naturaleza nos ha acompañado, nutrido y curado durante miles de años.

En ella está nuestra salud. Es el elemento indispensable para la vida, posee propiedades que la hacen el medio más adecuado para la aplicación de estímulos térmicos, por ejemplo, su capacidad para conducir y absorber calor y conducirlo, además de disolver y arrastrar las impurezas expulsadas.

La hidroterapia es muy importante en el tratamiento de la artritis, pues las compresas o las duchas frías en las articulaciones, además de provocar alivio al dolor, son un factor curativo.

Su efecto reside en la reacción producida sobre el organismo, y que se realiza a tres niveles: nervioso, circulatorio y térmico.

Debido a la acción nerviosa, se produce un efecto y se activan las corrientes nerviosas, estimulando y fortificando las células nerviosas en forma similar a como ocurre con los ejercicios físicos, que ponen en acción a los músculos y articulaciones, incrementando su fuerza, elasticidad y capacidad de movimiento.

Por el efecto en la circulación se modifica y estimula el riego sanguíneo, lo que significa aportar oxígeno y con ello movilizar y arrastrar hacia otros lugares las sustancias tóxicas acumuladas que congestionan a los músculos y las articulaciones.

Y por el estímulo del calor, no sólo se activa la función de los órganos internos y se intensifica la eficacia de las defensas orgánicas, sino que además se dirige hacia la piel el arrastre de los productos de desecho o tóxicos arrancados por la sangre de dichos órganos.

En la artritis, el tratamiento hidroterápico se dirige asimismo a reducir la inflamación y aliviar los dolores, y por dicho motivo las aplicaciones se realizan en algunos casos auxiliadas por otros elementos curativos que se añaden al agua para intensificar sus efectos. Estos elementos son la arcilla, las flores de heno, las algas, y algunas bebidas a partir de alguna infusión con hierbas o plantas medicinales.

Envolturas

Pueden ser con tela de lino, lana, etc. con las cuales se faja completamente una parte o todo el cuerpo; las envolturas deben diferenciarse de las compresas y fomentos.

Deberá tenerse en cuenta que al realizarse la envoltura se deberá permanecer abrigado o en la cama para evitar posibles enfriamientos. La hora más recomendable para realizarlas es por la mañana, para aprovechar que el cuerpo aún está caliente.

La envoltura, será sumergida en agua caliente y debe ser aplicada inmediatamente después pues tiene el inconveniente de que se enfría con rapidez, además, lo haremos acompañándolo con fomentos o compresas de heno.

Envoltura de 3/4 del total del cuerpo fría (productora de calor)

Dimensiones: 190 por 210 cm.

Ocupa desde las axilas hasta la punta de los pies. Los brazos quedan libres. No obstante, mientras dura el efecto terapéutico de la envoltura, el paciente permanecerá bien tapado con ropas de abrigo. Como paño interno se utilizará una sabana seca de fibra fina, y como cubierta externa dos mantas de lana, dobladas por la mitad. Una la emplearemos para envolver la parte inferior (hasta sobrepasar la punta de los pies). La colocación de la envoltura se empieza por la parte superior del cuerpo, ajustando bien los paños de la misma a los relieves de éste, en dirección hacia los pies, colocándose un pliegue del paño húmedo entre las piernas.

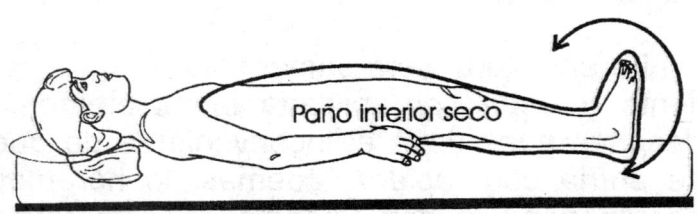

Envoltura caliente de las pantorrillas

Dimensiones 80 por 180cm.
Ocupa desde los tobillos hasta donde empieza la rodilla, de forma que ésta pueda doblarse aunque durante su aplicación el paciente permanecerá en reposo. Debido a que con ella se pretende una acción sobre el organismo al mismo tiempo que la de los pies.

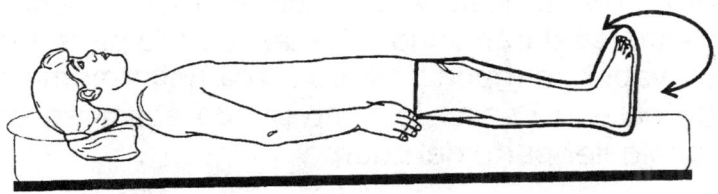

Aplicaciones calientes especiales
Saco de heno.
En una bolsa de lino que fabricaremos nosotros mismos, de forma que posea aproximadamente las dimensiones a tratar, introducimos la parte del heno (hojas, semillas, flores) que emplearemos, llenándolo en las tres cuartas partes de su volumen de forma que adquiera un grosor entre cinco y diez centímetros, y lo cerramos a continuación.

Se rocía acto seguido de agua hirviendo y se coloca dentro de un recipiente metálico como una olla grande, encima de una rejilla con el fin de que no esté en contacto directo con el agua, que ocupa el fondo de la olla (un cuarto de su volumen). Se coloca entonces la olla al fuego, con el fin de que el saco de heno se humedezca y caliente con el vapor que se desprende.

Esto ocurre, aproximadamente, tras media hora de empezar a producirse el vapor. Entre tanto, se darán varias vueltas al saco para que el vapor se reparta e introduzca uniformemente en él. El saco de heno puede aplicarse en cualquier parte del cuerpo.

La única precaución que debemos tomar es que no esté demasiado caliente a la hora de aplicarlo sobre el cuerpo, para no quemar las partes donde el hueso está más cerca de la piel.

Una vez aplicado en la zona a tratar, se aplana y se envuelve bien, siguiendo los procedimientos de las envolturas de forma que no queden bolsas o espacios de aire entre la superficie corporal, el saco de heno y las envolturas. Una vez finalizado el tiempo de aplicación, se practica un lavado total del cuerpo con un paño húmedo.

Las acciones medicinales del saco de heno se deben tanto a la aplicación de calor local como a las flores, hojas y semillas de heno que se emplean y que producen un efecto sedante del dolor.

Baños, chorros, afusiones o riegos
Se realizará con la llamada "ducha teléfono", es decir con un tubo de goma de 2.50 m. de largo que estará conectado al cabezal de la regadera. Se inicia con chorros en los brazos. Se abarcan ambos brazos, incluyendo los hombros con el cuerpo inclinado hacia delante, y los brazos en el interior de la bañera. Se sigue el trayecto por el dorso de la mano derecha, ascendiendo por la parte externa del brazo hasta el hombro, permaneciendo 10 seg. en él. Descendemos nuevamente por la parte externa del brazo hasta el dorso de la mano y con el brazo izquierdo se procede de la misma manera.

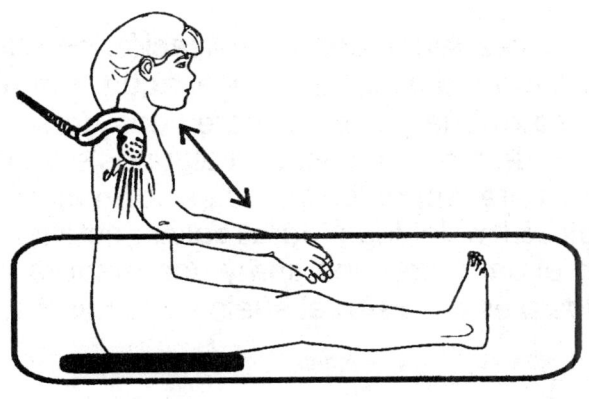

Luego se repite el proceso anterior pero con algunas variantes. Se pasa el chorro de agua por la palma de la mano y la parte interna del brazo, hasta llegar a la axila y luego se dirige inmediato hacia la mano.

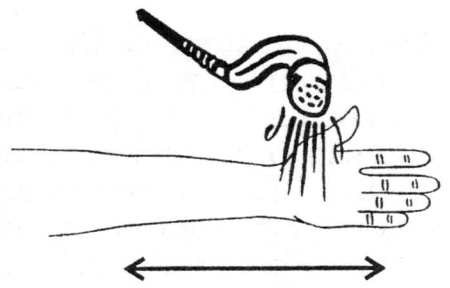

Esta aplicación es útil para las partes del cuerpo que se quieran tratar; se debe hacer de manera pausada para transmitir tranquilidad y obtener el equilibrio físico y mental; la duración de cada chorro no tendrá un tiempo determinado ya que puede enrojecer claramente la piel o tener una sensación agradable de calor.

Una vez terminada la aplicación se utilizarán las manos para eliminar el agua que resta en nuestro cuerpo, bien protegidos de las corrientes de aire. Se iniciarán algunos ejercicios físicos para entrar en reacción lo más pronto posible. El mejor lugar para realizar esta terapia es en el baño con una tina y una madera para que los pies no pisen el suelo de la misma.

Los baños fríos aceleran la circulación, particularmente en la zona afectada, calmando el dolor; dos duchas frías durante el día serán suficientes para mejorar notablemente.

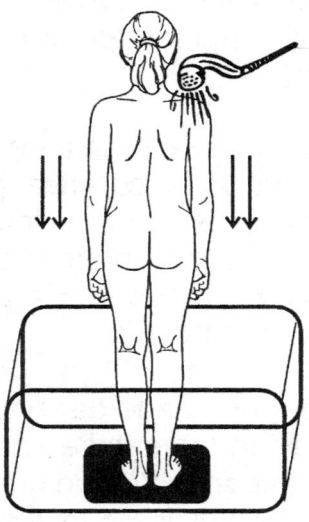

El baño caliente es eficaz en la eliminación de ácidos a través de los poros; dos veces al día serán suficientes para mantener en buenas condiciones el cuerpo.

Dentro de la modalidad del tratamiento en las articulaciones, un masaje al igual que el calentamiento en el ejercicio puede ser de mayor éxito en la lucha contra la artritis, lo que reditúa en la circulación de la sangre y todos los residuos del organismo, dando un mejoramiento más notable.

HELIOTERAPIA

La helioterapia es la cura por medio del Sol. En nuestro siglo han resucitado antiquísimas prácticas de la escuela de Hipócrates e incluso otras de origen más remoto como la de los vedentinos.

La aplicación de la terapia de Sol tiene una finalidad preventiva y curativa para algunas enfermedades. El Sol es tan importante, que sin él no podría existir la vida. Si el Sol desapareciese, la Tierra quedaría convertida en un terrible desierto helado.

Lo anterior nos puede dar una idea de que el Sol es parte fundamental en nuestras vidas; por ello, es indispensable que nuestro organismo reciba los beneficios que éste nos brinda; la mayoría de nosotros nos protegemos de él por medio de la ropa, y la falta de ventanas en la mayoría de las construcciones evitan que los rayos de la luz solar entren.

Sé bien que ustedes estarán pensando que en nuestro medio es imposible andar desnudos; sin embargo podemos recurrir a otros medios para no dejar a un lado el Sol y poder exponer nuestro cuerpo a los rayos del astro del día.

Artritis

Recordemos el sabio proverbio que nos dice: "Donde no entra el médico es porque entra el Sol".

El Sol proporciona al organismo calor, luz, energía electromagnética, y vibraciones energéticas indispensables para la vida. La luz es el alimento más directo del cual puede disponer el hombre para su organismo el más propio y el que pone fácilmente en actividad la admirable maquinaria de nuestro cerebro, además de activar las defensas del organismo en forma natural.

Nada de lo que mencionamos con anterioridad nos debe asombrar, ya que el Sol es fuente de toda la vida, y si analizamos la relación tan íntima que hay entre el hombre y los agentes físicos, se puede decir que el cuerpo humano no puede tener salud si no convive con la luz del Sol, el aire, la tierra y el agua que la naturaleza nos ofrece. Siendo un problema actual de salud en la población.

La vida que llevamos, en la capital, en donde nuestra mayor parte del tiempo nos encontramos encerrados en una oficina cuya ventilación es escasa, llena de aparatos eléctricos que nos roban la vitalidad y que nuestra única exposición a los rayos del Sol es durante las pequeñas caminatas a la hora de salir a comer y para rematar nos encontramos expuestos a los diferentes químicos que contiene la comida, todo esto hace que haya una disminución de la resistencia de nuestras defensas y nos expongamos a ser víctimas de bacterias, virus, microbios que originan o predisponen a la presencia de algunas enfermedades como son: tuberculosis, artritis, y esos problemas respiratorios que se nos hacen crónicos.

Baño de Sol

El baño de Sol general es benéfico para todas las personas sanas, además de ayudar a la acción curativa en enfermedades como la tuberculosis, raquitismo, escrofulismo, debilidad, agotamiento, anemia, artritis, envejecimiento, infecciones crónicas, convalecencia etcétera. En muchas enfermedades es el medio curativo por excelencia.

Quienes nunca hayan tomado baños de Sol deben acostumbrarse progresivamente para poderlos tomar sin peligro.

Se debe empezar por exponer al Sol sólo las piernas durante quince minutos, manteniendo el resto del cuerpo (vestido en invierno y en verano desnudo) a la sombra.

Cada día se hace durar el baño de 2 a 5 minutos más, a la vez se expone un poco más el cuerpo al Sol, de modo que en una o dos semanas el vientre y la región de los riñones queden expuestos por completo a la luz del Sol, al cabo de una o dos semanas más quedan también el pecho y la espalda expuestos al Sol, logrando así el baño general del cuerpo.

Todo este plan varía dependiendo de cuáles sean las épocas del año y las horas en que se tome el baño de Sol. Los tiempos recomendados son de tres a cinco minutos diarios, menos en la cara, además de protegerse con un filtro solar de por lo menos el número 15. Durante el año se debe cambiar varias veces de posición, para que todas las partes del cuerpo queden regularmente asoleadas, siempre y cuando se realice de la forma correcta, los baños de Sol se pueden tomar a diario.

GEOTERAPIA

La naturaleza que nos rodea nos provee de una serie de remedios para curar las enfermedades y las dolencias que nos aquejan continuamente.

La arcilla se ha venido utilizando durante miles de años, los pueblos de antaño conocían las grandes propiedades de la tierra y la empleaban como remedio en caso de enfermedades; además gustaban de tomar baños de barro.

Los animales utilizan las tierras para curar sus heridas y defenderse de los parásitos. En la edad antigua, los arábes enterraban a los reumáticos en la arena blanca. El conocimiento de sus propiedades no es suficiente para explicar los poderes curativos de la arcilla.

La propiedad de las tierras medicinales como la arcilla, actúan como absorbente, es muy importante para el uso práctico en terapéutica. Según estudios científicos franceses acerca de los poderes de la arcilla, se ha concluido que la arcilla tiene un poder curativo tónico reequilibrante de las células vivas.

La arcilla concentra en sí misma no sólo la energía vital solar, sino también el magnetismo del aire y del agua.

Y aunque no se conoce con certeza lo que motiva su efecto curativo, aunque bien es cierto que no cura todas las enfermedades pero sí alivia muchas dolencias o achaques, proporciona resultados muy eficaces, en la medida en que es aplicada con ciertas reglas y combinándola con alimentación, higiene y el mismo contacto con la naturaleza. Aunque es importante que la arcilla sea extraída de un buen lugar que posea el ambiente propicio, usted puede encontrarla en "Bionatura", con la certeza de que posee todas sus características naturales.

Artritis

Es un poderoso agente que restablece el equilibrio corporal despertando la actividad de las glándulas que no han tenido un desarrollo normal. Es importante que la arcilla que se utilice sea pura y que no haya sido expuesta a cocción o manipulación.

La artritis, por ser una inflamación de las articulaciones en un grado avanzado, se produce cuando las lesiones sinoviales alcanzan a los cartílagos y después a los huesos, provocando deformaciones y rigidez articular. Esta afección se debe a una excesiva acumulación de sustancias ácidas de desecho de la sangre, debido a la transformación de alimentos demasiado ricos en nitrógeno y residuos ácidos de la actividad muscular, además de los provenientes directamente de los alimentos, el café y el alcohol.

Se deben aplicar cataplasmas de arcilla en las regiones dolorosas o inflamadas.

Se añadirá la arcilla y de 10 ó 20 gotas de esencia de tomillo. Calmará el dolor sobre una zona afectada con compresas de arcilla caliente, que en días sucesivos se sustituirán por cataplasmas gruesas de arcilla, que se alternarán con cataplasmas de flores de heno con una duración de una hora a lo sumo, empezando por media hora solamente.

Los baños serán calientes cada dos días de agua arcillosa con flores de heno, incorporando unos dos kilos y medio de arcilla. El baño durará 10 min. a lo sumo. Por vía oral se tomará una cucharadita de arcilla con cloruro de magnesio y jugo de limón.

Para las compresas y envolturas de agua arcillosa resulta muy útil cuando no se pueden poner cataplasmas. Se prepara una papilla muy clara poniendo menos arcilla y más agua. Se sumerge un trapo en el barro líquido, se saca, se escurre un poco y se coloca sobre la parte por tratar. Los baños de barro son efectivos para el tratamiento de la artritis, gracias a su acción poderosa y debe ser secundada por un régimen de alimentación natural.

Los baños de arena en el mar, son útiles en los padecimientos de artritis, ya que posee determinadas sustancias radioactivas especialmente uranio, que explican su asombrosa acción sobre afecciones de los huesos.

Estos baños se toman al Sol, con arena seca que previamente ya se ahueco para que el cuerpo quede bien tapado. Se inicia con sesiones de 10 a 15 minutos y se prolongan sucesivamente hasta una hora o dos al día; el verano es la mejor estación para ponerlos en práctica.

LA PARAFINA

Otra opción en la rehabilitación de la artritis ha sido la parafina, que es un método que actúa sobre todo cuando la afección es en manos, ya que le da calor constante a las articulaciones, tendones y músculos y facilita la movilidad, al disminuir la rigidez, el dolor y, principalmente, la hinchazón.

La parafina debe prepararse en casa de la siguiente manera:

Poner a baño maría un recipiente con un kilo de parafina hasta que se derrita totalmente, agregar un litro de aceite mineral y revolverlo bien, dejar que alcance una temperatura tolerable para el paciente. Esta técnica debe realizarse con la colaboración de algún familiar para aplicarla al enfermo, que debe realizar lo siguiente:

a) Lavarse perfectamente las manos antes de introducirlas en la parafina.

b) Introducir y extraer de siete a ocho veces las manos en el recipiente de la parafina hasta formar un guante.

c) Meter las manos en bolsas de plástico y envolverlas en una toalla.

d) Se dejan así por lo menos 20 minutos, posteriormente retirar la parafina y realizar la movilización.

ASPIRINA ELÉCTRICA

Últimamente se ha encontrado un revolucionario método para el tratamiento de la artritis, el "Tens" (Transcutaneous Electrical Nerve Stimulation), estimulación transcutánea eléctrica de los nervios. Se aplica del mismo modo que la acupuntura, pero sin agujas. En lugar de éstas, se utiliza corriente eléctrica.

Se ha demostrado que este método es efectivo en la disminución del dolor como el que se produce en las jaquecas, malestares en la espalda, cuello, coyunturas y grupos de músculos claves. Las aplicaciones más frecuentes son en tratamientos del dolor, mejora la circulación sanguínea, electrogimnasia, tratamiento de zonas contraídas o flácidas.

Y también, como en el caso de la acupuntura, se requiere de prescripción médica, puesto que las personas con marcapasos y/o prótesis auditivas y pacientes que sufren de problemas cardíacos no pueden utilizar esta terapia.

El tratamiento consiste en dar una terapia a través de un generador que le permite transmitir electricidad a los puntos de dolor con un par de electrodos sobre la piel cubriendo el área afectada, aplicando impulsos eléctricos de bajo nivel. Como médico se debe indicar el lugar de aplicación de la terapia. Pero cuando el caso es grave, puede llegarse a la implantación de electrodos en el cuerpo.

Muchos pacientes de artritis que han acudido a "Bionatura" han encontrado el alivio gracias a este aparato.

NUEVAS TECNOLOGÍAS

Como parte de los avances científicos y tecnológicos del hombre por calmar el dolor y hacer más práctico el cuidado de la salud, ha encontrado:

La terapia láser
Puede ser un método efectivo para realizar una cirugía sin sangrado y sin marcas en el cuerpo.

El tratamiento láser frío,
Es igual que el anterior, sin sangrado; penetra a profundidad estimulando el flujo sanguíneo alrededor de la zona con inflamación.

La clonación
De cartílago de una articulación inflamada, ayudando finalmente a reformar nuevo cartílago.

La terapia de genes

En este caso se administran al paciente sus genes modificados de artritis. Las articulaciones no vuelven a reincidir con inflamación o degeneración.

PLANTAS MEDICINALES

El artritismo, en todas sus formas y manifestaciones, puede controlarse completamente, mediante un régimen especial de alimentación y el aprovechamiento de las plantas medicinales curativas que modifican el estado de la enfermedad hasta llegar al artritismo desarrollado ya plenamente, como la artritis gotosa que es producida por el aumento del ácido úrico.

Según la fitoterapia, cuando las toxinas acumuladas a lo largo de los años y como consecuencia de una mala alimentación circulan con demasiada lentitud por el cuerpo, se producen las inflamaciones de las articulaciones dando lugar a dolores intensos.

Es muy importante que la persona que padece de artritis, se concientice de que no puede curar la enfermedad sí no empieza por cambiar además su alimentación. La mala alimentación es la gran causante de los depósitos de toxinas en la sangre, la cual crea el ácido úrico, las piedras y depósitos en las articulaciones, produciendo el dolor e hinchazón con inflamación.

En México es tan común la artritis y todos los demás padecimientos por dos razones: la mala alimentación a base de mucha carne (sobre todo de cerdo) y frituras con abundante grasa. Sin embargo la madre naturaleza produce en abundancia plantas medicinales silvestres con virtudes y propiedades que ayudan en el tratamiento de la artritis y el reumatismo.

Esas plantas, como el romero, el brezo, el enebro, la mata, el hipérico, el diente de león, la ortiga, etc., pasan inadvertidas muchas veces por la mayoría de las personas afectadas ya que basan su curación en productos y medicamentos químicos que abundan en el mercado con la marcada tendencia a prometer una cura rápida y eficaz contra sus padecimientos olvidando que la sabia naturaleza puede ayudarnos.

De todo lo que hemos visto anteriormente podemos concluir que la salud sólo puede mantenerse sin daño mediante una vida, y una alimentación sana y natural, cuando por las causas que sea esto no se consigue, aparece un estado de toxemia general que se incrementa poco a poco hasta alcanzar un estado peligroso para el organismo que cualquier factor adicional es capaz de desencadenar trastornos como los reumatismos, cuyas consecuencias son dolorosas y prolongadas, puede incluso conducir a la invalidez.

Si no se lleva una vida sana, nada puede hacerse para evitar tales daños, ya que así como la medicina alopática sólo puede aliviar los síntomas de los reumatismos pero no puede impedir su posterior reaparición y el que lleguen al estado crónico, tampoco la fitoterapia por sí sola puede hacer gran cosa. En cambio, si se lleva a término cuanto hemos dicho hasta ahora, las plantas medicinales supondrían un magnífico auxiliar del que sería absurdo prescindir. En los reumatismos, el papel de las plantas medicinales debe ser el de coadyuvar a la eliminación de las toxinas. Es fácil comprender que será mucho mejor acudir a aquéllas plantas de acción más lenta y que además atacan a la verdadera raíz del problema, y cuya utilización no presenta el menor peligro.

Todas las plantas depurativas y diuréticas son beneficiosas para el reumatismo, y que si incluimos únicamente unas pocas, son las que considero más eficaces, no por ello dejamos de valorar las restantes, y si las excluimos es simplemente por falta de espacio y por no hacernos interminables.

Con todo antes de pasar a la descripción de las distintas plantas, vamos a hablar de algunas tisanas (tés) eficaces, que no dudo que serán de gran utilidad en aquellos casos en los que el tratamiento debe ser prolongado y se hace necesario variar de recetas, así como para aquéllas personas que prefieren las tisanas complejas y no las infusiones de una sola planta.

1. Para el reumatismo muscular

INGREDIENTES:

- 15g de milenrama
- 15g de abedul (hojas)
- 10g de trinitaria (planta)
- 10g de arraclán (corteza)
- 10g de diente de león (planta)
- 10g de hipérico
- 15g de manzanilla

PREPARACIÓN:

Se pone a calentar un cuarto de litro de agua, y cuando rompe a hervir se le añaden dos cucharaditas de la mezcla desmenuzada, se tapa, se apaga el fuego y se deja reposar de cinco a ocho minutos; se filtra y queda lista para tomar. Se debé consumir una taza al día.

2. Para el reumatismo muscular

INGREDIENTES:

- 25g de salvia (hojas)
- 25g de enebro (bayas)
- 25g de hiedra (hojas)
- 25g de malvavisco (raíces)

PREPARACIÓN:

Se pone a calentar un cuarto de litro de agua, y cuando rompe a hervir se le añaden dos cucharaditas de la mezcla desmenuzada, se tapa, se apaga el fuego y se deja reposar de cinco a ocho minutos; se filtra y queda lista para tomar. Se debé consumir tres tazas al día.

3. Para la artritis

INGREDIENTES:

- 15g de arraclán
- 20g de diente de león 15g de hipérico
- 10g de abedul (hojas)

PREPARACIÓN:

Se prepara con un litro y medio de agua, se deja hervir 15 minutos, y se deja reposar. Pueden tomarse tres o cuatro tacitas al día.

4. Para la gota

INGREDIENTES:

- 20g de ulmaria (flores)
- 15g de fresno (hojas)
- 15g de lampazo mayor (raíces)
- 15g de abedul (corteza)
- 10g de regaliz (raíces)

PREPARACIÓN:

Todos los ingredientes deben estar bien troceados, en especial las raíces y la corteza. Para mayores resultados deben triturarse en la mayor medida posible. Se ponen a hervir durante ocho minutos 40g de la mezcla en un litro de agua, manteniendo bien tapado el recipiente; se filtra y se endulza con miel y queda listo. Pueden tomarse cuatro tazas al día.

5. Para la artritis

INGREDIENTES:

- 5g de primavera (flores)
- 20g de tomillo (planta)
- 10g de orégano
- 20g de acebo (hojas)
- 50g de zarzaparrilla (raíces)

PREPARACIÓN:

Se hace hervir en un litro de agua el acebo y la zarzaparrilla durante diez minutos, se filtra y se guarda para la preparación de las tisanas. Por la mañana en ayunas, antes de comer, antes de cenar, antes de acostarse, se pone a hervir una cuarta parte de la cocción y se añade a la misma una cuarta parte del resto de los demás ingredientes, que se habrán triturado y mezclado bien; se aparta del fuego, se tapa y se deja reposar durante cinco minutos; luego se filtra y se bebe caliente, endulzado con miel.

6.- Para el reumatismo

INGREDIENTES:

- 50g de alquequenje (bayas)
- 30g de ulmaria (planta)

PREPARACIÓN:

Se dejan remojar las bayas de alquequenje en un litro de agua fría durante cinco minutos y luego se hace hervir durante otros cinco minutos. Se saca del fuego y se le añade la ulmaria, se tapa, se deja reposar durante 15 minutos, y luego se filtra y endulza con miel. La dosis recomendada es de dos tazas diarias.

7. Para el reumatismo en general

INGREDIENTES:

- 10g de alquequenje (bayas)
- 15g de grama (raíces)
- 5g de ulmaria (planta)
- 5g de cola de caballo (planta)

Antes de preparar la tisana hay que descortezar las raíces de grama, para lo cual se deben hervir durante un minuto; después de esto, resultará fácil descortezarlas.

En un litro de agua se ponen a hervir durante cinco minutos las raíces de grama (peladas y troceadas), y a continuación se añade el alquequenje, se deja hervir otros cinco minutos y se saca del fuego para añadir los demás ingredientes; se tapa el recipiente y se deja reposar durante cinco minutos; se filtra, se endulza con miel y se toman tres o cuatro tazas al día.

Por último, antes de describir las diversas infusiones de las plantas medicinales, me gustaría hacer unas cuantas advertencias.

Las cantidades anteriores son para personas adultas, es decir de 20 a 60 años de edad; además, hay que tomar en cuenta que la dosis varia de acuerdo con la edad y robustez de la persona.

Y algo más importante es que deben de ser tomados durante 20 días como máximo y deben irse variando.

Cuando las toxinas acumuladas a lo largo de los años y como consecuencia de una mala alimentación circulan con demasiada lentitud en el cuerpo, se producen las inflamaciones de las articulaciones dando lugar a dolores agudos. Pero qué mejor que proveer al organismo con elementos que ayuden a disminuir los daños que nos hemos causado.

Abedul: En infusión alcalina se prepara con 50g de abedul; se vierte en un litro de agua hirviendo y cuando baja su temperatura se agrega una pizca de bicarbonato sódico.

Se deja reposar durante seis horas y se filtra. Del líquido. resultante se toman tres o cuatro tazas al día fuera de las horas de las comidas.

Abeto blanco: Machaque de 30 a 60g de raíces de este árbol, cuézalas durante una hora en medio litro de agua, endulce con miel de abeja y tome dos o tres veces al día.

Acejo: Cueza durante una hora 10 hojas de esta planta en un litro de agua, tome tres o cuatro veces al día.

Ajopatla: Serene durante tres días un manojo de esta planta en alcohol puro de caña; frote esta solución en las zonas adoloridas, por la noche, y posteriormente cúbralas.

Albaquillo del campo: Cueza durante 30 minutos 50g de esta planta en un litro de agua; tome baños tibios con esta infusión diariamente.

Alcanfor. Disuelva un pedazo de alcanfor del tamaño de un frijol en 250 mililitros de alcohol puro de caña o aceite de oliva, posteriormente aplique en la zona dolorosa, cubra bien esta área.

Alquequenje o vejiga de perro: Veinte o treinta bayas de ésta, constituyen un suculento y eficaz medicamento contra la gota y todas las formas de artritis, sobre todo si entre las comidas se añade un par de vasos de decocción de alquequenje, como se explica más adelante. Tomar en ayunas 30 ó 40 bayas durante 15 ó 20 días al año también constituye una de las mejores medidas para evitar las recaídas, así como todo tipo de reumatismos.

Decocción: Remojar 50 ó 60g de bayas secas en un litro de agua fría.

Hacerlas hervir, a continuación durante cinco minutos; separar del fuego y bien tapado el recipiente dejar reposar otros diez minutos. Filtrar y tomar dos vasos al día entre las comidas.

Vino: Dejar macerar durante ocho días en un litro de vino blanco 30 ó 40g de tallos enteros, con hojas y frutos; se remueve el recipiente cada día; se cuela y se toma un vasito antes de las dos comidas principales del día, como aperitivo.

Árbol fragante: Cueza durante una hora de 10 a 16g de este árbol de cuentas blancas en medio litro de agua, tome tres veces al día.

Aristotoquía: Hierva durante una hora dos cucharadas de la raíz picada de esta planta en un litro de agua, tome esta infusión durante el día, después de cada comida.

Aroeria: Hierva durante 20 minutos dos o tres puñados de esta planta en dos litros de agua, agregue esta infusión a la bañera con agua caliente, tome un baño diario durante 15 minutos.

Arrayán: En suficiente agua cueza un manojo de esta planta y tome baños durante 15 minutos, diariamente.

Artritis

Artemisa: Macere durante ocho días un puñado de esta planta en alcohol puro de caña; cuele, y friccione las regiones dolorosas con esta solución. Posteriormente, ponga una franela empapada en la misma preparación y envuelva la zona afectada.

Cacharos: Hierva vainas machacadas de esta planta, y aplíquelas sobre las articulaciones, como cataplasma.

Axocopaque: Cueza seis hojas de esta planta en 250 mililitros de agua; añada con el jugo de un limón, y tome tres veces al día, antes de cada alimento.

Beleño negro: Hierva 40g de hojas en medio litro de agua junto con las semillas de esta planta; friccione con esta infusión las articulaciones afectadas.

Bardana: Cueza en un litro de agua, una cucharada de vara de oro, otra de bardana, una más de dulcamara y trébol de agua, hierva durante 15 minutos, y tome tres tazas de esta infusión al día.

Barlilla de las Antillas: Cueza esta planta en un litro de agua, y tome de esta infusión como agua de uso.

Batiputa: Mezcle 50 ml. de jugo de esta planta con 50 ml. de aceite de oliva; friccione con esta mezcla las articulaciones adoloridas.

Bicuiba: Friccione las zonas adoloridas con el aceite de las semillas de esta planta, dos o tres veces al día.

Boj: Cueza 5g de esta planta en un litro de agua; tome esta infusión a cucharadas 2 ó 3 veces al día.

Brusca: Cueza un manojo de raíces machacadas de esta planta en un litro de agua durante 10 minutos; cuele y tome durante tres semanas.

Cálamo: Hierva de tres a seis gramos de tallos y raíces de esta planta en medio litro de agua, durante cinco minutos y tome esta infusión dos veces al día.

A baño maría, mezcle de 20 a 30 g de aceite de esta planta en un litro de alcohol puro de caña. Tome un baño caliente con esta infusión durante 30 minutos.

Cambari: Triture un puñado de frutas de esta planta, y macérelas en alcohol puro de caña durante ocho días; friccione con esta tintura las zonas adoloridas.

Canela: Friccione con la esencia de esta planta las zonas adoloridas, dos o tres veces al día.

Canchalagua: Cueza durante 15 minutos 20 g de esta hierba en un litro de agua, tome tres vasos de esta infusión al día, durante 4 semanas.

Cardilla: Hierva durante 10 minutos 30g de raíz de esta planta en un litro de agua; tome esta infusión como agua de uso durante cuatro semanas.

Caroba: Cueza durante cinco minutos un manojo de hojas de esta planta en un litro de agua; tome como agua de uso durante cuatro semanas.

Cártamo: Mezcle el aceite de esta planta en alcohol alcanforado, y aplique fricciones en las articulaciones dolorosas.

Chamico: Machaque hojas y semillas de esta planta, hiérvalas en aceite de oliva o de cártamo; emplee este aceite para friccionar las articulaciones afectadas.

Chapulistle: Cueza 30g de hojas en un litro de agua durante 20 minutos; tome esta infusión cada seis horas durante tres semanas.

Chilillo: Cueza un ramo de esta planta; con esta infusión, aplique baños en piernas o brazos, según sea el caso.

Cocolmeca: Cueza durante 20 minutos de 10 a 16g de rizomas en un litro de agua; tome esta infusión dos a tres veces al día.

Capalchi o quina blanca: Hierva de cuatro a cinco manojos de esta planta en dos litros de agua durante 20 minutos; mezcle esta infusión con el agua de la bañera y tome un baño durante 20 minutos; haga lo mismo dos veces por semana durante un mes.

Corona de rey: Hierva esta planta en medio litro de agua; aplique fomentos en las regiones dolorosas.

Cúrcuma: Macere esta planta en alcohol puro de caña; con esta tintura aplique fricciones en las zonas adoloridas.

Diervilla: Hierva durante 10 minutos un puñadito de los tallos de esta planta en un litro de agua, cuele y tome esta infusión de tres a cuatro veces.

Doradilla: Cueza un manojo de esta planta, y agregue la infusión a la bañera.

Dulcamara: Cueza durante 10 minutos 20g de varitas de esta planta; tome esta infusión como agua de uso. Si lo prefiere, mezcle a partes iguales vara de oro, bardana, dulcamara y trébol de agua, cueza una cucharadita de esta mezcla por cada taza de agua.

Endrino o ciruelo silvestre: Cueza una cucharada de flores de esta planta en un litro de agua; tome esta infusión de dos a cuatro veces al día, según sea el caso.

Enebro: Hierva durante dos minutos tres cucharaditas de la corteza de este árbol en un litro de agua; tome esta infusión tres veces al día.

Enula: Cueza durante 10 minutos, 10 hojas frescas de esta planta en vino, aplique en forma de cataplasma caliente en las zonas adoloridas.

Epimedio: Cueza hojas y flores en un litro de agua; tome esta infusión tres veces al día.

Escaramujo: Hierva durante 10 minutos seis frutas secas en un litro de agua, tome tres veces al día.

Espinillo: Cueza durante 10 minutos 20g de esta planta en un litro de agua; tome esta infusión tres veces al día.

Espliego: Cueza las hojas de esta planta y aplíquelas como cataplasmas. O sí lo prefiere macere durante 10 días de 10 a 30g de esta planta en alcohol puro de caña; friccione las articulaciones adoloridas con esta tintura.

Estefanía: Hierva durante una hora de una a una y media cucharadas de esta planta en medio litro de agua; tome esta infusión cada seis u ocho horas.

Eucalipto: Macere en alcohol puro de caña, (hasta completar un tercio de un frasco de un litro de capacidad) romero, alhucema y eucalipto, deje macerar durante ocho días, cuele la tintura y aplíquela mediante masajes en las partes afectadas.

Fresno: Cueza durante dos minutos de 10 a 16g de hojas de este árbol; endulce esta infusión con miel de abeja, y tome tres tazas diarias durante 15 días.

Frutilla: Cueza 10g de hojas de esta planta en un litro de agua; tome esta infusión como agua de uso.

Galbano: Remoje 50g de esta planta en alcohol puro de caña; friccione con esta tintura las partes afectadas.

Artritis

Gordolobo: Llene un frasco con las flores de esta planta; expóngalas al Sol durante varias semanas, y emplee el aceite obtenido para aplicar fricciones.

Guayaco: Cueza durante 20 minutos un puñado de esta planta en un litro de agua; tome esta infusión como agua de uso.

Hiedra: Hierva 20g de esta planta en medio litro de agua durante una hora; tome esta infusión como agua de uso.

Hojas de mercadero: Remoje durante tres días las hojas de esta planta en alcohol puro de caña; friccione las partes afectadas con esta tintura.

Jaramango o mostaza de los frailes: Hervir en un poco de agua, machacar y aplicar; emplee la raíz de esta planta como cataplasma.

Jazmín: Macere durante 10 días dos manojos de flores de esta planta en alcohol puro de caña; aplique como fricciones en las articulaciones afectadas.

Jengibre: Aplique en la zona afectada diariamente y durante 30 minutos, una cataplasma preparada con el polvo de la raíz, té de árnica y harina de maíz.

Lampazo: Coloque sobre las articulaciones afectadas hojas hervidas durante 15 minutos. Repita tres veces al día.

Lavanda: Mezcle perfectamente 5g de manzanilla, 5g de lavanda, 10g de violeta y 10 de flores de salvia; cuézalas en un litro de agua, y tome cuatro tazas al día.

Licopodio: Cueza durante 10 minutos 5g de esta planta en un litro de agua, tome tres tazas al día.

Lilas: Cueza durante 10 minutos un puñado de esta planta en 250 mililitros de agua; deje reposar durante 15 minutos, y tome una a dos veces al día esta infusión. También puede ingerir en mermelada, preparada de la siguiente manera: extraiga el jugo de la fruta de las lilas, y hiérvalo con azúcar no refinada hasta obtener una consistencia espesa.

Maguey: Hierva un puñado de raíces de esta planta y tres a cuatro centímetros de sus hojas; tome esta infusión como agua de uso.

Exprima perfectamente las hojas, mezcle el jugo de ésta a partes iguales con aceite de oliva, y aplique masajes dos o tres veces al día.

Malva: Aplique cataplasmas de hojas de esta hierba sobre la parte afectada durante 30 minutos.

Malvavisco: En un litro de agua, cueza durante una hora 5g de hojas y raíces de esta planta; tome esta infusión como agua de uso.

Matarique: Machaque 30g de raíces de esta planta en 700 mililitros de alcohol puro de caña; deje reposar durante ocho días, aplique esta maceración en las partes afectadas por la noche.

Milhombres: Cueza durante 15 minutos 20g de la raíz de esta planta; tome tres vasos de esta infusión al día.

Minero: Hierva dos a tres manojos de esta planta según la cantidad de agua que se vaya a utilizar en el baño.

Orégano: Tome tres veces al día la infusión de 2 a 3g de esta planta en 10 centímetros cúbicos de agua.

Ortiga: Ingiera tres veces al día la infusión preparada con 5g de esta planta en un litro de agua; debe hervir durante 10 minutos. También tome baños con agua de esta planta.

Palo azul: Serene en cuatro litros de agua unas ramitas de esta planta; tome como agua de uso al día siguiente.

Palo santo: Cueza durante 10 minutos 30g de la corteza de esta planta en un litro de agua; hierva durante 10 minutos y tome esta infusión como agua de uso.

Pensamiento: Mezcle a partes iguales agracejo, abedul, raíz de peonia y pensamiento silvestre; cueza una cucharadita de esta mezcla por cada taza de infusión.

Pino: Cueza 20g de hojas, yemas y brotes de este árbol en un litro de agua; tome baños calientes con esta infusión.

Quina del campo: Cueza durante 20 minutos un puñado de corteza y raíces de esta planta; tome esta infusión tres veces al día.

Reina de los prados: Cueza durante 10 minutos 50g de esta planta en un litro de agua; evite que hierva mucho. Tome cuatro tazas al día.

Romero: Mezcle perfectamente 200 mililitros de alcohol puro de caña, 1Og de alcanfor y 40g de esencia de romero, aplique masajes con este ungüento dos veces al día en las articulaciones adoloridas y cúbralas bien.

Rosa: Machaque de 4 a 10g de pétalos de rosa roja y cuézalos durante media hora en medio litro de agua; tome una taza bien caliente.

Ruda blanca: Cueza durante una hora una cucharada de raíces de esta planta en medio litro de agua; tome de dos a tres veces esta infusión.

Saúco: Báñese con la infusión preparada con cuatro cucharadas de flores de esta planta.

Tomillo: Cueza una cucharadita de cada una de las hierbas siguientes: romero, tomillo y hojas de fresero silvestre; en una taza de agua; hierva durante cinco minutos; cuele y tome diariamente durante 21 días; descanse siete días e inicie un nuevo ciclo. Friccione las articulaciones afectadas con el aceite de esta planta.

Trébol rastrero: Cueza durante 30 minutos de dos a tres manojos de esta planta en tres litros de agua; agregue esta infusión al agua de la bañera.

Uña de gato: Hierva durante 30 minutos 5g de corteza de esta planta en un litro de agua, tome dos tazas de esta infusión diariamente. Cueza 10g de hojas y 5g de corteza de esta planta en 125 mililitros de agua; aplique esta infusión en la parte afectada y posteriormente cubra.

Verbena: Cueza las hojas de esta planta en vinagre de vino; aplique las hojas como cataplasma.

Violeta: Mezcle perfectamente una cucharada de cada una de las siguientes hierbas: manzanilla, espliego, violeta, salvia y romero; cueza una cucharadita de esta mezcla en un litro de agua, y tome cuatro tazas al día.

Yerba del llano: Cueza durante 10 minutos un puñado de esta planta en un litro de agua; tome esta infusión como agua de uso.

Yerba de venado: Cueza un puñado de hojas de esta planta; tome esta infusión tres veces al día.

Zarzaparrilla: Cueza durante tres horas, a fuego lento; un manojo de raíces de esta planta bien machacada en un litro y medio de agua; tome de dos a tres veces al día esta infusión. Hierva 20g de esta planta, remojada previamente durante 12 horas, y 10 hojas de nogal en un litro de agua, tome como agua de uso.

TRATAMIENTO CON MEJILLÓN

El mar, como fuente inagotable de vida, nos proporciona productos como el extracto de Mejillón verde de Nueva Zelanda, que es utilizado en el tratamiento de los diversos tipos de artritis; prueba de ello es el gran éxito que ha obtenido en países como Nueva Zelanda, Alemania, Australia, Japón, Estados Unidos, Gran Bretaña, Holanda, Suiza y Francia.

Básicamente se utiliza la parte más activa del molusco. Mediante un proceso de centrifugación se obtiene un líquido, rico en elementos que se congelan, y posteriormente se pulveriza para formar cápsulas o tabletas.

Los mejillones contienen un excelente equilibrio mineral pues viven en el agua del mar. Ahora bien, ustedes se preguntarán por qué no se utiliza frecuentemente, si es tan maravilloso. Entendamos que, al igual que los demás medicamentos, sólo resultan benéficos en ocasiones y para algunas personas, de igual manera sucede con el mejillón.

Además de que su cura no es milagrosa, simplemente es eficaz pero no tiene las graves consecuencias secundarias que produce un fármaco.

Tratamiento

El tratamiento consiste en tomar diariamente el extracto de mejillón en forma de cápsula. La dosis habitual diaria es de cinco cápsulas de 230 mg o tres de 350 mg. Para reducir el riesgo de ingestión, las cápsulas deben tomarse en las comidas, y no entre ellas.

Los resultados de su utilización varían debido a la diversidad de complexión de las personas. En general, quienes han utilizado el extracto de mejillón han empezado a percibir los primeros signos de alivio sintomático al cabo de cuatro a seis semanas de consumir el producto con regularidad.

Usted se preguntará ¿Cuánto tiempo debo tomarlo? Se toma en dosis completas hasta que se considera que se han obtenido resultados satisfactorios después, ya no hace falta volver a utilizar el producto.

Otra opción es tomarlo hasta obtener buenos resultados y luego reduce la dosis a una o dos cápsulas diarias como tratamiento de mantenimiento.

Una tercera forma es tomarlo en dosis completa y luego dejar de tomarlo.

Se debe tener precaución con el consumo; el extracto puede tomarse con plena seguridad pero en las dosis recomendadas.

La dosis más recomendada es de aproximadamente un gramo al día, que es una cantidad bastante baja.

El extracto no reacciona contra la medicación del tratamiento en personas con artritis, aunque siempre será preferible que el médico realice una vigilancia rigurosa en el progreso de la medicación, puesto que podría llegar a alterarse.

Con respecto a los efectos secundarios que puede causar el extracto de mejillón, podemos mencionar los siguientes:

❑ Algunas personas tienen una reacción alérgica con náuseas, vértigo y erupción cutánea.

❑ Un número considerable de personas manifiestan dolor agudo en algunas partes del cuerpo, acompañada de sensaciones de cosquilleo.

❑ Flatulencia, diarrea y estreñimiento ligero.

Los efectos secundarios no siempre tienen que ser desagradables. Como el valor del extracto de mejillón radica en su poder antiinflamatorio o antiartrítico, el efecto secundario es un bienestar o vitalidad, nada mejor para estar relajados y tranquilos.

Con base en lo anterior podemos concluir que durante las últimas décadas, la exploración de las propiedades de los recursos naturales se han ido convirtiendo en la base del futuro, y que de ello depende que encontremos la cura a cada uno de nuestros padecimientos.

ALIMENTACIÓN

La alimentación es un punto de gran importancia para dar continuidad y completar los consejos y aplicaciones que ya se trataron anteriormente y así obtener buenos resultados en el tratamiento de la artritis. Es importante recalcar que si se tiene sobrepeso, es necesario reducirlo y mantener un buen régimen alimenticio.

Control de peso
Algunos de los elementos que influyen en el padecimiento de las artritis (que se mencionaron anteriormente) tienen que ver directamente con la mala alimentación y con el sobrepeso; así pues, tengamos la mente clara

y aceptemos que el estar obesos no significa que nos alimentemos en demasía, sino que comemos más de lo que nuestro propio cuerpo necesita, y por lo mismo se acumulan grandes cantidades de ácidos en la sangre, músculos y articulaciones.

Controlar el peso no sólo significa una ayuda enorme en el tratamiento de la artritis sino que se ve reflejado en la manera en la que emocional y físicamente nos sintamos nosotros mismos.

Cuidar el peso no es lo mismo que no exceder el peso ideal. Cuídese y quiérase usted mismo.

Es importante resaltar que si no seguimos de manera adecuada cada una de las indicaciones relativas a nuestra dieta, estaremos muy lejos de sanar y como se habrán dado cuenta en la primera parte del libro, la causa del artritismo y de todas sus manifestaciones es la edad avanzada, la osteoporosis, la intoxicación y el recargo del organismo debido a las sustancias o toxinas propias de la alimentación antinatural que la mayoría de la gente sigue. Por lo tanto es importante que la alimentación sea natural para evitar la acumulación de todas aquellas sustancias que perturban el funcionamiento del organismo.

El siguiente plan está basado en otras consideraciones y sirve tanto para los artríticos sin manifestaciones como cualquiera de los diferentes tipos de artritis.

El primer punto que se debe tomar en cuenta en la alimentación de los artríticos, es la moderación en la cantidad de alimentos. No se trata de que la persona pase hambre o se desnutra, sino que coma con moderación, ya que es común que coman en exceso, esto es más evidente en el enfermo con artritis gotosa, quien goza de los placeres de la mesa.

No basta con suprimir los alimentos perjudiciales o con suplirlos por alimentos sanos, debe existir un equilibrio, sin exceso de alimento, aunque sean del régimen que se ha indicado.

El apetito exagerado de los artríticos es ya un síntoma de su enfermedad. Por tanto, a medida que se aplique un seguimiento adecuado del régimen alimenticio, el apetito ira disminuyendo hasta llegar a un estado normal y entonces podrá comer hasta saciarse, por supuesto sin cometer excesos, ya que podrían perder la fuerza de voluntad que ya han ganado.

Otro elemento importante por considerar es vigilar la buena digestión de los alimentos; en ocasiones los artríticos llegan a sufrir trastornos digestivos por algún exceso de especias o condimentos, forzando al intestino o al estómago, con lo que se aumenta la formación de sustancias dañinas como el ácido úrico. Una mala digestión puede desencadenar una crisis, ya sea de gota o de otra clase. Así, normalizar la digestión del artrítico será punto clave para el régimen curativo.

En muchos casos será necesario tratar de manera independiente la mala digestión, la úlcera del estómago o del intestino delgado, la escasez de jugos del estómago, contracciones y estrechamiento de la salida del anterior, inflamaciones del intestino delgado, debilidad del intestino grueso, estreñimiento, colitis, caída del intestino grueso. Como hemos mencionado, la artritis es una enfermedad crónica degenerativa que ataca todo el organismo, y principalmente las articulaciones.

Con base en la experiencia clínica naturista, he encontrado que en primer lugar deberá emplearse un régimen de vegetales crudos debido a su gran influencia en la mejoría y revitalización general, gracias a la riqueza de enzimas que propician condiciones favorables para la flora intestinal.

La alimentación con vegetales crudos será exclusivamente durante algunas semanas, lo que implica una severa abstención de grasas y de proteínas animales.

En el caso de la artritis crónica es preciso suprimir por completo las grasas de la alimentación, ya que pueden presentarse trastornos de la regulación; así, también deberá suprimirse el consumo de café, alcohol, tabaco, especias, etc. y los dulces, pues sus efectos no ayudarían a facilitar la salida de residuos tóxicos y deshidratarían el tejido conjuntivo blando de las articulaciones, intoxicando el cuerpo.

Al cabo de dos o más semanas de seguir este régimen, se puede añadir caldo de cereales integrales, y caldos de hortalizas. Si existe mejoría notable pueden añadirse hortalizas cocidas en variedad y pan integral, tras la desaparición del estado alérgico.

La limitación severa de la sal y de las materias grasas deberá continuarse, ya que es importante abstenerse totalmente así como de ingerir carne y productos industrializados de cualquier clase.

Es clásico que el enfermo reafirme su ánimo después de haber pasado la crisis de las primeras semanas de la curación pues está tomándole gusto a su tratamiento, nada más importante para el bienestar y el equilibrio emocional del paciente.

Ahora bien, la alimentación común está llena de alimentos nocivos, cualquiera que sea el modo de producción, y qué decir de su preparación (ya que son transformados y desnaturalizados). Si observamos la composición del menú diario de la alimentación convencional, nos daremos cuenta de la gran mayoría de defectos que tiene.

Aquí algunos ejemplos:

Desayuno

Café o té (procesado): Alcaloides, excitantes, destructores de las células nerviosas, que contribuyen a la elevación del colesterol en el organismo.

Café con leche: Se agrava la situación porque ya existe modificación de los fermentos lácticos, por lo que se digiere mal y se fatiga al hígado.

Azúcar blanca: Producto químico, excitante y desmineralizante.

Pan blanco: Almidón y levadura química.

Bizcochos corrientes y productos similares: Agravación de los defectos del pan blanco, por el hecho de otros productos como el polvo de huevo, la margarina, el azúcar blanca, color y sabor artificial, etc.

Mantequilla: Grasas aisladas de la leche portadoras de productos de desasimilación animal como las vacunas, inyecciones diversas, etc.

Comida

Entremeses: Charcutería o conservas; por su origen y tratamiento son doblemente nocivos.

Sopa: Pasta a partir de tratamientos con huevo en polvo, sal de glutámico, con caldo de carne o con algún sustituto con un condimento de marca comercial.

Carne: Tóxica por contener fermentos propios de la descomposición desde la muerte del animal.

Pescado: Como cualquier animal es susceptible a la descomposición.

Platos de hortalizas: Por el calentamiento elevado, dan lugar a productos tóxicos especialmente cuando se fríen.

Conservas: La temperatura a la que son sometidas destruyen los fermentos necesarios para la transformación de los alimentos.

Ensalada: Se manipula inadecuadamente, porque se utilizan cuchillos que oxidan los vegetales, y por el uso de aceite industrial, aderezo, vinagre, sal blanca, mostaza, etc.

Queso: Reconstituidos a partir de agua tras haber extraído su liquido para cuajar.

Postre: Pastel comercial hecho a base de huevos en polvo, claras desecadas, margarina, colorantes artificiales, harina desequilibrada, etc.

Los aperitivos: Actúa inhibiendo la digestión.

Cena

Atoles: Elaborados a partir de harina blanca principalmente.

Pan: Blanco del tipo comercial.

Bebidas: Todas realizadas a base de azúcar blanca, las bebidas alcohólicas perturban y atrofian el hígado, los pulmones, etc.

Como podemos ver, lo mejor es llevar una alimentación conveniente y seguir una serie de normas durante y después de las comidas.

Después de comer, es conveniente descansar por lo menos media hora; para algunas personas es más conveniente caminar o dar un paseo durante media hora, ya que es importante mantener nuestro cuerpo en movimiento para evitar que las articulaciones se estropeen más durante la enfermedad. Aunque esto depende de cómo sea la circulación de la sangre, (pues hay artríticos robustos, con buena circulación de la sangre, en los que un ligero ejercicio después de comer más bien les beneficia) los que tienen corazón débil o mala circulación harán mejor en descansar, aunque no siempre conviene dormir.

Deben evitarse todos los condimentos, aperitivos, etc. que sólo incitan a comer demasiado. Hay personas que si beben durante las comidas, comen menos, mientras que otras, por el contrario, beben para comer más.

Hay que suprimir aquellas bebidas que excitan a comer, como el vino y la cerveza, y evitar todos aquellos alimentos refinados que exciten demasiado el apetito. Cuanto más sencilla y menos complicada sea la comida y menos se alteren las propiedades naturales de los alimentos a través de su preparación, tanto será mejor para la persona enferma de artritis.

Una vez que se han conocido los errores que no hay que volver a cometer en nuestra alimentación, será más fácil orientarse hacia un modo de alimentación natural.

Se debe dar una gran importancia a las preparaciones de hortalizas crudas, así como a los cereales cocidos. El resto es complemento, sin dejar de tener importancia.

Ahora bien, es bueno precisar que un alimento puede ser favorable a la salud, provocando al mismo tiempo reacciones desagradables, por ejemplo, los frijoles y las cebollas no es que sean hostiles al estómago sino que éste no está preparado para recibirlos.

En resumen, los siguientes alimentos son útiles y benéficos ya que son ricos en vitaminas y principios minerales y ser neutralizadores del ácido úrico:

1. Todas las frutas de temporada, dulces o ácidas.

2. Todas las frutas secas y oleaginosas: almendras, avellanas, nueces, coco, piñones, dátiles, pasitas, ciruelas, orejones de albaricoque, de melocotón, plátanos desecados, aceitunas negras, etc.

3. Todos los cereales integrales: trigo, cebada, arroz, centeno, avena, maíz, mijo, sorgo; pan integral, pastas integrales, las papillas, galletas y pasteles de trigo integral o de alforfón; el trigo germinado; la levadura de cerveza; el pan de centeno.

4. Todas las hortalizas, crudas o cocidas; las castañas; las sopas, caldos de hortalizas o de cereales.

5. Todas las ensaladas verdes; los aromáticos. Las verduras son alimentos imprescindibles, que dan al cuerpo vitaminas, sales minerales, celulosa y agua natural. Hervirlas hace que pierdan sus propiedades por lo cual es mejor consumirlas crudas, en forma de ensalada, claro, las que se presten para ello. Las que no puedan tomarse crudas se cocerán según las normas del arte culinario moderno que actualmente está más consciente de las propiedades de cada variedad.

6. Todos los aceites vegetales especialmente el de oliva, la sal marina, no refinada.

7. La miel, si es posible, de romero.

8. El agua con limón o el jugo de manzana, como bebida.
9. La leche sus propiedades son de alto valor, fácilmente digeribles y no producen ácido úrico. La leche de buena calidad contiene vitaminas, que son muy necesarias para el artrítico, especialmente la vitamina A y un poco de vitamina D. También tiene una favorable acción diurética (aumenta la orina) y elimina el ácido úrico.

10. Los jugos de frutas poseen todas las ventajas de la fruta, y además de que son alimentos líquidos que sustituyen las bebidas perjudiciales, son de fácil digestión.

Lo que puede ser consumido en cantidad moderada.

1.- La soya, los chícharos y frijoles en granos frescos; las leguminosas secas del año.
2.- La sémola de trigo, la tapioca.
3.- Bizcochos integrales, la repostería casera (hecha con harina integral).
4.- El yogurt.
5.- La endivia y otras ensaladas poco verdes.
6.- El azúcar de caña, no refinada.
7.- Las confituras con azúcar de caña, sin conservadores.

Lo mejor de seguir una alimentación basada en los alimentos anteriores es que se producirán muy pocos ácidos causantes de la artritis; muchos de ellos contrarrestan los ácidos que tienen otros alimentos. Las vitaminas, minerales y proteínas son abundantes, de manera que permiten nutrirnos de manera adecuada sin correr el riesgo de padecer artritis.

Un punto muy importante que hay qué considerar es la manera de preparar los alimentos, porque ayuda a seguir con agrado el régimen; segundo, porque se evitan condimentos, especias y demás sustancias que pueden resultar perjudiciales para el artrítico; y tercero, porque se aprovechan todos los principios vitales como lo son las vitaminas, sales minerales, fermentos, etc.

Como la alimentación es un elemento muy importante para el artritismo, se comprende fácilmente que es indispensable saber preparar gran variedad de platos, sin salirse del régimen curativo, para que el enfermo no se canse del mismo, sino que siga a gusto y lo encuentre apetitoso.

Dentro del régimen curativo se intercalarán etapas de régimen reconstitutivo y curas periódicas, por ejemplo tres días cada mes.

RÉGIMEN CRUDÍVORO PURIFICADOR

Consiste en tomar como única alimentación, durante los días que se practique los siguientes alimentos crudos: frutas tiernas, ensaladas, jugos de frutos y de verduras, algo de fruta seca dulce, oleaginosas como las almendras, avellanas, nueces, coco, etc.; leche de almendras, copos de avena crudos remojados en leche o jugo de frutas, germen de trigo en polvo y en general toda clase de vegetales crudos.

Régimen del tipo crudívoro Reconstituyente

Tomar como única alimentación: frutas tiernas, ensaladas, jugos de frutas y de verduras, fruta seca dulce y oleaginosas, requesón o queso tierno, leche, copos de avena crudos remojados como se mencionó anteriormente, germen de trigo en polvo, levadura alimenticia, polen, miel y pan integral.

Cura periódica de yogurt y frutas

Consiste en tomar durante el día que se practique, tres o cuatro yogures y dos o tres kilos de fruta fresca de la temporada, todo ello repartido en varias tomas.

La duración de ésta es de uno a tres días. Puede repetirse una o más veces cada dos semanas. En el tratamiento de la artritis es muy convenientes seguir las siguientes curas de frutas y hortalizas.

Cura de ajos

Se usan los dientes del ajo y se toma en ayunas o antes de comer, con el estómago vacío. Para lograr su máxima eficacia es conveniente esperar una hora antes de tomar otros alimentos.

Se empieza tomando cada día dos o tres dientes de ajo crudo, y se va aumentando poco a poco la dosis hasta comer el máximo sin tener molestias. Hay personas que soportan bien grandes cantidades de ajo, mientras que otras no pueden pasar de 5 a 6 dientes al día. En caso de notar irritación del estómago por haber tomado demasiada cantidad de ajo, se suspenderá.

En la artritis, la cura de los ajos debe ser de larga duración; por ejemplo de cuatro meses seguidos, pudiendo intercalar siete días de descanso cada mes.

Se pueden comer tres o cuatro dientes de ajo crudo, en ayunas al levantarse; dos o tres antes de comer, a medio día, con jugo de limón. Y aun se puede repetir la toma antes de acostarse. Con éste basta para una cura.

Se pueden comer dos o tres dientes de ajo crudo en las ensaladas y en comidas o copas de verduras, tres o cuatro veces al día.

Otra cura de ajos es preparar la víspera para la mañana siguiente uno o dos dientes de ajo rallados finamente, o mejor triturados y mezclarlos con el perejil, añadir un poco de aceite de oliva. Como la esencia de ajo es muy volátil, se recomienda rallar o aplastar el ajo con el aceite. Por la mañana esparcir todo sobre una rebanada de pan integral y comer masticando cuidadosamente, pues si se mastica bien a fondo, el ajo no debe dejar mal aliento.

En todo caso masticar enseguida una manzana o algunos granos de anís.

Cura de limón

Es muy útil para los enfermos de artritis con hígado enfermo ya que el limón disuelve los cristales úricos y son eliminados por la orina.

Para comenzar la cura se puede iniciar con un limón, después dos o tres al día, tomados una o dos veces por las mañanas en ayunas o entre las comidas. Esto se hace durante una semana. La semana siguiente tomar cuatro cinco o seis al día, y la tercera semana de siete a nueve limones. Si no se experimentan reacciones, es conveniente permanecer dos semanas con la dosis extrema, y luego, volver a bajar, respetando el mismo ritmo. Se puede tomar con un poco de agua caliente. Después de las comidas, esta limonada favorece la digestión.

Cura con limón integral

Se comienza tomando uno o dos limones diarios, añadiendo uno cada día hasta llegar a cinco o seis.

El jugo se toma por separado y la pulpa y la cascara se rallan juntas y se mezclan con zanahorias ralladas o con puré de plátano o manzana, pues de esta forma resulta agradable consumirlo, sin que se pierda su acción curativa. Se toma en ayunas o un poco antes de las comidas.

Esta cura se efectúa en semanas alternas, o bien tres semanas seguidas con siete días de descanso. Duración total: tres o cuatro meses.

Cura de manzanas o peras

La manzana está indicada contra el reumatismo, el artritismo y la gota. Lo mismo cabe mencionar de la pera.

La cura consiste en tomar como único alimento, en cantidades de dos a cuatro kilos repartidos en varias tomas durante el día.

Cura con jugos de frutas, verduras y hortalizas

Esta cura suele durar dos o tres días. En personas muy intoxicadas y bien nutridas puede prolongarse más tiempo.

Las curas de jugos de frutas y hortalizas pueden realizarse de forma atenuada tomando cada día uno o dos vasos del jugo elegido, separado de las comidas.

Las curas pueden prolongarse indefinidamente, alternando los distintos jugos.

Los jugos de hortalizas especialmente recomendados para combatir las enfermedades reumáticas son de:

Alcachofa
Apio
Diente de león
Pimiento
Rábano
Remolacha
Zanahoria

En cuanto a los jugos de frutas, los más indicados son los de:

Arándanos
Cerezas
Ciruelas
Frambuesas
Fresas
Granada
Grosellas
Limón
Manzanas
Melocotón
Melón
Naranja
Pera
Uvas

Otra regla básica de la curación natural es dar al cuerpo la posibilidad de curarse por sí mismo. Aunque los alimentos medicinales estimulan este proceso, la curación consiste en una actividad biológica que se lleva a cabo a través de la propia recuperación y rejuvenecimiento del cuerpo.

Una vez que se ha eliminado la causa de la enfermedad, el cuerpo se transforma en autocurativo, siempre y cuando se cuente con los elementos tan necesarios para la supervivencia el aire, el agua, el reposo, la tranquilidad y la alimentación natural.

Para obtener un buen resultado y que nuestro cuerpo asimile las curas, deben consumirse en las cantidades y combinaciones adecuadas, ya que después de haber ingerido ciertas combinaciones de frutas, verduras y otros alimentos, usted puede experimentar ciertas molestias como flatulencias o cualquier tipo de indigestión. Para evitar molestias en el futuro, a continuación le daré una guía de indicaciones que le serán muy útiles:

❑ Las frutas ácidas combinan bien con las subácidas y con las proteínas, aunque no deben combinarse con los almidones.

❑ Las frutas subácidas pueden combinarse con cereales durante el desayuno o con productos lácteos; al secarse éstas son dulces.

❑ Los cereales combinan con las verduras de hoja verde, no siempre son compatibles con las frutas ácidas. Con las frutas subácidas y dulces puede combinarse bien en el desayuno.

❑ Los alimentos con proteínas combinan bien con las verduras de hoja verde y las frutas ácidas, aunque no se llevan bien con los almidones y las frutas dulces.

❑ Los vegetales con almidón combinan bien con los cereales.

❑ Las frutas dulces combinan bien con las subácidas, pero no se lleva bien con las ácidas ni con las proteínas.

❑ Las frutas neutras combinan con las subácidas y las verduras.

Aunque todos los alimentos son nutritivamente útiles para el cuerpo que se recupera de la artritis, no ha de comerse aquellos a los que sea alérgico o sensible.

El ayuno

La importancia del ayuno y la purificación brindan un rápido alivio a la mayoría de los dolores causados por la artritis.

Por esta razón, el ayuno será una medida destinada a reducir la hinchazón y suavizar los dolores de la artritis aguda, así como ayudar a que una persona con exceso de peso baje lo que sea necesario.

Artritis

El ayuno o el consumo solamente de jugos fáciles de digerir, caldos y alimentos frescos, le permite aliviar el tracto gastrointestinal de los alimentos refinados y de los aditivos. Esto alivia el dolor de las articulaciones, especialmente si la mala digestión u otras complicaciones gastrointestinales son las causantes de los dolores de la artritis. El ayuno y la diseminación en el consumo de alimentos también disminuyen la permeabilidad de los intestinos lo que dificulta el paso de las moléculas grandes que pueden causar alergias de los intestinos a la sangre.

Hacer un ayuno modificado o dieta de purificación le permite al intestino recuperarse. Hay diferentes niveles de ayuno, dependiendo de su salud. Este ayuno se debe realizar bajo vigilancia médica.

El ayuno o purificación beneficiará a todas las personas excepto a las embarazadas, las madres que están amamantando, los bebés o los niños y a todas las personas que estén bajo tratamiento médico o tenga asma severa, epilepsia, enfermedades del corazón, cerebrales, diabetes, hipoglucemia descontrolada, cáncer, enfermedades de la sangre, anemia, nefritis, enfermedades pulmonares activas, desórdenes alimenticios, úlcera péptica, bulimia, anorexia nerviosa o cualquier enfermedad mental.

Esto no quiere decir que el ayuno no sea benéfico para estos padecimientos, lo que sucede es que podrían desencadenarse complicaciones que exigen la atención médica.

El ayuno terapéutico es muy útil en el caso de la artritis, es necesario hacer hasta lo imposible por practicarlo, ya que en realidad lo más difícil será vencer el recelo y prejuicio ante el mismo, ya que al realizarlo se observa que la sensación de hambre que sentimos el primer día no tarda en disminuir, y sí se lleva a cabo como lo recomiendo, la mayor parte de las veces ni se siente.

Las cuatro comidas deben sustituirse por vasos con jugo o zumo de fruta natural y entre los mismos puede beberse tanta agua como se quiera, o lo que es mejor todavía una tisana de plantas medicinales que ayude a los riñones y por lo tanto a eliminar más fácilmente la orina. Es muy importante no endulzar los jugos o zumos, ni las tisanas durante los días del ayuno.

Cuando el tratamiento se inicia, lo más recomendable es realizarlo durante el fin de semana para permanecer en descanso, lo que favorece el sueño, así aunque uno no duerma, un descanso adicional, además de ser beneficioso, aleja la sensación y tentación de tomar alimento. Un baño caliente al día será de gran ayuda, siempre y cuando no esté contraindicado o se realicen otros tratamientos hidroterápicos.

Al finalizar el ayuno, y como paso intermedio para la dieta normal, es conveniente intercalar dos o tres días en los que la alimentación será a base de fruta de temporada como por ejemplo manzanas o uvas, de las cuales se pueden consumir unos dos kilos diarios; como complemento, al tercer día ya puede comenzarse a tomar yogur, y a partir del cuarto se comienza con alimentos sólidos para que al cabo de un par de días más se ajuste nuestro estómago a la dieta normal.

ALIMENTOS BENÉFICOS

Tengamos en cuenta que la siguiente lista no está completa pero haré mención de algunos productos que son altamente benéficos por sus propiedades curativas y reconstituyentes para los artríticos.

Aceite de oliva fresco: Ayuda contra el estreñimiento porque favorece el flujo de los intestinos, estimula el flujo de la bilis, baja la presión arterial y suaviza la piel; es rico en ácidos grasos y por ello este aceite reduce el dolor en las articulaciones.

Acelga: contiene potasio, hierro, calcio y vitamina A; cuando es consumida cruda proporciona nutrientes necesarios para la formación de hueso, la coagulación de la sangre, la actividad muscular, el colesterol elevado y la formación de energía siendo entonces útil en el tratamiento y para la recuperación de la artritis, las fracturas óseas y los calambres musculares. Un remedio efectivo para los dolores de las articulaciones es aplicar cataplasmas de hojas frescas de esta planta por 30 minutos.

Alfalfa es rica en calcio, magnesio y potasio, proporciona una gran variedad de vitaminas y minerales de las que carecen los artríticos.

Es nutritiva y eficaz contra el exceso de acidez estomacal, es muy efectivo comer germinados de alfalfa, en especial cuando se experimenten agruras. Quita el dolor y aminora las inflamaciones.

Si usted desea probar los beneficios puede tomar un té de alfalfa; se prepara con 25g de brotes de alfalfa y se cocina sin hervir, en una olla de vidrio o esmaltada. Agite el agua durante media hora. Luego aplaste y comprima las semillas para extraer el fluido. Enfríe y refrigere el té, pero no lo guarde por más de 24 horas. Para tomarlo, mezcle con una cantidad igual de agua. Agregue miel si lo desea. Tome seis o siete tazas, o cuatro o cinco vasos al día por lo menos durante dos semanas.

Aguacate: Es buena fuente de fibra y vitamina B6, indispensable para el metabolismo de carbohidratos, grasas proteínas, vitamina C y ácido fólico. Un aguacate mediano tiene tanto potasio como dos plátanos medianos o cuatro naranjas; es muy nutritivo, por lo que su fruto es antirreumático y ayuda a expulsar parásitos como la solitaria. Puede mezclarse en ensaladas con frutas y verduras por lo que nos proveeremos de todos aquellos nutrientes esenciales como las vitaminas, para recuperarse de la artritis.

Un remedio es el aceite obtenido del aguacate, que se emplea para aliviar la gota y el reumatismo, mediante fricciones externas.

Otro buen remedio es machacar 30g de hueso de aguacate y remojar en 700 mililitros de alcohol puro de caña, se deja serenar por cinco u ocho días, se cuela y aplica en las articulaciones dolorosas, luego es preciso, abrigarse muy bien.

Además de los anteriores hay uno muy efectivo se hace cociendo tres hojas de aguacate criollo en una taza de agua. Se deja tres minutos y se toma en ayunas.

Ajo: Los antiguos babilonios lo tuvieron en alta estima y los egipcios lo utilizaron con frecuencia para curar. Contiene carbohidratos, fósforo y potasio, además de una buena cantidad de vitamina C; .la verdadera fuerza del ajo reside en sus propiedades, que son básicamente aceites esenciales y sustancias que contiene; sus propiedades son protectoras anticancerosas, es antibiótico ya que combate los microorganismos patógenos causantes de muchas enfermedades, combate la tos, extermina o ayuda a expulsar los parásitos intestinales, desaloja flemas, favorece el flujo de la orina, baja la presión arterial, baja los niveles de glucosa, induce al sueño o ayuda a conciliarlo, combate la contracción convulsiva involuntaria de los músculos y es reductor del colesterol. En sí, combate infecciones y reconstituye los nutrientes necesarios como las vitaminas para el equilibrio del sistema inmunitario y del aparato digestivo.

Una cura muy fácil consiste en consumir cotidianamente en la comida del mediodía, o en la noche (si se digiere bien) dos o tres dientes de ajo crudo, mezclando con otros alimentos: ensaladas, sopa, verduras, pan tostado, etc.

Almendras: Es un fruto muy nutritivo, con una excelente cantidad de proteínas, fibra dietética y buena fuente de las vitaminas B2, B3 y de ácido fólico, las almendras son tan ricas como el brócoli y lo contienen en mayor proporción que la mayoría de los vegetales verdes.

Constituye una buena fuente de calcio (casi el doble que la leche), magnesio, hierro (dos veces más que el huevo), cobre, fósforo, manganeso y ácidos grasos.

Van bien con las ensaladas de verduras y con cítricos. El aceite aplicado en la piel ayuda a sanar quemaduras y desinflamar los tejidos

Amaranto: Mejor conocido como *alegría*, por su importancia en la alimentación en los antiguos mexicanos, ocupó un lugar muy importante en las fiestas ceremoniales y religiosas del México prehispánico.

Sus semillas son ricas en fibra, proteína, lisina, calcio y fósforo, es baja en calorías, por lo que ayuda en el fortalecimiento de los huesos y la producción de energía. Contiene el doble de lisina que el trigo, lo que lo hace un alimento valioso para complementar las dietas basadas en cereales.

Sus hojas y tallos verdes son comestibles y se pueden comparar con acelgas, espinacas, en cuanto al contenido de proteínas, calcio y vitamina B por lo que con ellas se pueden preparar unas ricas tortitas, con este grano se pueden preparar atoles, sopas, estofados, golosinas, panes, tortillas, etc.

Apio: El apio fue un vegetal muy popular desde la antigüedad; es buena fuente de calcio, contiene pocas calorías, no tiene grasas, ayuda a saciar el hambre cuando se está a dieta, contiene potasio y vitaminas C y K, tiende a acumular nitratos pero esto se neutraliza ingiriendo más vitamina C; favorece el flujo de la orina, despierta el apetito y promueve la digestión, combate y reduce la fiebre, es auxiliar en la eliminación de flatulencias, impulsa la menstruación, desaloja las flemas y facilita la digestión. Favorece la circulación sanguínea y actúa contra la artritis y otras enfermedades degenerativas. Las semillas del apio constituyen un buen diurético para la hinchazón artrítica.

Una cura efectiva consiste en tomar tres cucharadas de apio y debe cocerlas durante 10 minutos en cuatro tazas de agua; hay que endulzar con miel de abeja y tomar como agua de uso.

Avena: Este es un grano rico en minerales y es el mejor cereal para el desayuno, es nutritiva, suaviza la piel, estimula la buena digestión y el buen funcionamiento de los pulmones.

Es reconstituyente para los enfermos y convalecientes porque es bajo en calorías; es fibra soluble por lo que es especialmente útil para reducir el colesterol sanguíneo, posee vitamina K, ácido fálico, sodio, potasio, fuente de yodo y excepcionalmente de manganeso y molibdeno.

Qué decir de los beneficios de la avena cocida en vinagre y aplicada en forma de cataplasma en las articulaciones.

Berenjena: ¿Fruta o verdura? Como se le quiera considerar, la berenjena es un ilustre integrante de la familia de las plantas con flores acampanadas y fruto en baya, la misma de las papas y los jitomates. Se le ha cultivado desde la prehistoria, pero la variedad morada que conocemos es la más conocida por ser un alimento light. Es importante para restablecer las funciones digestivas y suavizar la piel.

Contiene pocos nutrientes pero son los suficientes para restablecer las funciones digestivas. Se ha descubierto que contiene principios activos que de alguna manera contrarrestan los efectos del colesterol.

Berro: El berro es descendiente del mastuerzo y ya era conocido unos 10000 años antes de Cristo. Los romanos lo apreciaron por su sabor picante, su uso culinario está casi relegado en las ensaladas; es rico en vitamina C y calcio, es una de las mejores fuentes de betacaroteno (provitamina A) que ayuda como protector contra el cáncer.

Es antiescorbútico, aperitivo, ayuda al buen funcionamiento de los pulmones y es un buen digestivo. Tradicionalmente se ha utilizado contra las inflamaciones bucales, la gingivitis y la faringitis.

Para la artritis y el reumatismo se recomienda administrar dos veces al día medio vaso de jugo de berros (diluido con otro tanto de leche y endulzado con un poco de miel de abeja). Deben limitar su uso quienes padezcan cálculos renales o arenillas y puede ocasionar infecciones o parasitosis si se consumen sin desinfectar.

Brócoli: Es un gran protector anticanceroso y proporciona nutrientes esenciales para ayudar a eliminar los perjudiciales radicales libres. Es bajo en calorías y proporciona una buena cantidad de fibra dietética, ácido fólico, vitaminas K y B5, es una buena fuente de vitamina C.

El brócoli es conocido como el guardaespaldas número uno contra el cáncer.

Carambola: Esta fruta tropical, oval, que al ser cortada en rebanadas se obtienen estrellas pentagonales, es cosechada en los huertos y plantaciones de Yautepec, Morelos. Es rica en vitaminas y minerales mismas que el organismo utiliza para purificarse y curarse.

Cebada: Es rica en nutrientes esenciales como el manganeso, molibdeno y selenio, contiene glúten por lo cual en algunas personas puede ser intolerable su consumo. Es preferible consumirla no industrializada, o sea integral, por lo cual se convierte en un alimento nutritivo. Es refrescante por lo que satisface la sed y proporciona una sensación de frescura, favorece el flujo de la orina, suaviza la piel, disminuye el colesterol y ayuda a eliminar las toxinas del organismo. Está recomendado su uso especialmente en las inflamaciones del aparato digestivo, las diarreas, la gastroenteritis y las colitis.

Cebolla: Los egipcios tenían en alta estima a la cebolla, que el faraón Keops dispuso que tanto el ajo como la cebolla no debían faltar en la alimentación de los constructores de las pirámides. Favorece el flujo de la orina, es buena para el estómago, combate los microorganismos patógenos causantes de las enfermedades, combate la tos y ayuda a eliminar las toxinas del organismo.

Es baja en calorías, es rica en nutrientes como el selenio y sustancias activas azufradas excelentes para la salud. Consumida cruda, habitualmente con los alimentos ayuda además de descongestionar los ganglios linfáticos, previene los típicos aumentos del colesterol sanguíneo por lo que favorece la eliminación del ácido úrico que ocasiona la gota y el reumatismo.

Usted puede aplicar en las zonas adoloridas, cebolla cruda friccionando con el jugo de esta planta.

Cereza: Es un ingrediente selecto que ha sido relegado a la repostería y se consume mayormente en conserva, aunque en los últimos años tiene mayor demanda las cerezas frescas. Contiene nutrientes como el hierro, vitamina B5 y un poco de potasio, abunda un poco más en inositol y vitamina C. Estimula el flujo de la bilis, por ser desinflamatoria.

Para combatir la gota y el ácido úrico elevado es conveniente consumir cerezas crudas con frecuencia de media a una docena por día es suficiente. Por sus cantidades de azúcar puede ser intolerable para los diabéticos. Usar cerezas como postre no sólo mantendrá alejada la gota, sino que ayudará a tener menos caries.

Chayote: Al consumirlo crudo en ensaladas o en jugo aprovechamos todos sus elementos nutritivos. Limpia el organismo y elimina los desechos que intoxican como es el ácido úrico causante de enfermedades como la gota y la artritis. Para obtener un buen resultado, además de consumirse crudos en ensaladas, se deberá tomar un jugo de chayote en las mañanas todos los días.

Cítricos: Todos los integrantes de esta familia (limón, lima, mandarina, naranja, tangerina y toronja) son buena fuente de vitamina C, mientras que la parte blanca de la cáscara contiene sustancias que ayudan a conservar flexibles las arterias. Los cítricos proporcionan al cuerpo los nutrientes necesarios para curar las articulaciones artríticas.

Un remedio muy bueno es tomar el jugo de limón en la mañana antes del almuerzo o comida, y otro limón media hora antes de la cena. También puede utilizar la siguiente infusión: cueza cuatro rodajas de limón, cinco granos de lavanda y cinco más de grama en un litro de agua, tome cuatro tazas al día de esta cocción.

El limón es muy bueno en ayunas. Puede mezclar el jugo de dos limones con dos dientes de ajo picados; agregue una pizca de sal y tómelo. Una variante es tomar el jugo de siete limones durante 40 días.

Col: Existen aproximadamente 40 variedades distintas de col, aunque la variedad común es la más popular; nunca faltaba en la mesa de los antiguos griegos y de los romanos. Ayuda y estimula el buen funcionamiento de los pulmones; ayuda contra el escorbuto, expulsa los parásitos intestinales como las lombrices y actúa contra las úlceras. Posee vitaminas, minerales y fitonutrientes; es rico en ácido fólico, vitamina C y K y potasio pero sobre todo selenio, todos estos nutrientes son utilizados por el cuerpo para expeler las toxinas, mientras se recupera de la artritis.

Aplique cataplasmas de col sobre las articulaciones dolorosas.

Espárragos: Los egipcios los consumían desde 3000 años antes de nuestra era y según muestran las pinturas los cultivaban desde hace 6000 años. Ayuda al flujo de la orina, favorece la evacuación de los intestinos, extermina o expulsa los parásitos intestinales como las lombrices, y es antirreumático; calma los nervios y se recomienda para el estreñimiento simple.

Posee fibra dietética, vitamina B3, betacaroteno, que es la provitamina A responsable de proteger al cuerpo contra el cáncer y algo de potasio. No se recomienda su uso a quienes padecen de cistitis, prostatitis u otros trastornos urinarios, ya que puede producir irritaciones uretrales. Estos suculentos brotes proporcionan al organismo los anteriores nutrientes que son suficientes cuando el cuerpo necesita recuperarse de la artritis.

Espinaca: Laxante suave, favorece la evacuación de los intestinos, colabora en el buen flujo de la orina y ayuda en el tratamiento del reumatismo.

Para el tratamiento de la artritis reumatoide se recomienda consumir media taza de jugo de espinacas todos los días por la mañana, diluido con jugo de zanahoria, no intente esta cura si padece o ha padecido de úlcera o cálculos renales.

Fresa: Tanto las fresas como las frambuesas y las zarzamoras pertenecen a la familia de las rosáceas como el rosal, el almendro, el peral, etc. pero, a diferencia de estas últimas, en las fresas nos comemos no el fruto en sí, sino la parte floral, rojo, carnoso. Los verdaderos frutos en la fresa son los pequeños gránulos semejantes a semillas que tienen los receptáculos en la superficie.

Ayuda a eliminar las toxinas del organismo, suaviza la piel, contribuye en el tratamiento de la diarrea, actúa de buena manera en el tratamiento del reumatismo y estimula el buen funcionamiento de los pulmones. Contra la gota y el reumatismo se recomienda ingerir 250 a 400g de fresas frescas durante varias semanas. Se descansan 15 días y se vuelve a repetir el tratamiento.

Otra manera es dejar reposar durante una hora 100g de este fruto en vino tinto o jugo de limón.

Guayaba: Es una deliciosa forma de consumir la vitamina C, ya que la posee cinco veces más que en el limón, es la manzana de los trópicos y se hizo que se incluyera en las provisiones de los soldados aliados durante la Segunda Guerra Mundial, para prevenirles del escorbuto. Ayuda contra la diarrea, posee además vitamina B3 y potasio; es mejor cuando se come cruda.

Cuando se come cruda proporciona nutrientes como las vitaminas, tan necesarias para restablecer la salud del sistema circulatorio.

Lechuga: La romana y la orejona son las más utilizadas. Su popularidad proviene de su uso en las ensaladas, pero combina con toda clase de alimentos, siendo la manera más fácil de consumirla sazonada con aceite de oliva, jugo de limón y una pizca de sal. Aristóteles la utilizaba para conciliar el sueño.

Contiene potasio y la vitamina K, es buena fuente de vitamina E; satisface la sed y proporciona sensación de frescura, suavizante de la piel, calma el dolor estomacal, tranquiliza los nervios, produce sueño o ayuda a conciliarlo y favorece la evacuación de los intestinos. Si las hojas de lechuga no están bien lavadas podrían ser vehículo de huevos y larvas de parásitos intestinales. Las hojas exteriores son ricas en clorofila.

Todas sus propiedades son esenciales para la curación de la artritis y para el mantenimiento de la salud.

Manzana: En la antigüedad, el manzano fue apreciado por los griegos, quienes lo cultivaban asiduamente. Es fibra dietética, no contiene grasa y es consistente en pectina una fibra que protege el corazón. Se le considera un buen relajante del sistema nervioso y un somnífero muy gentil, es muy eficaz para combatir la diarrea, refresca y combate la sensación de ardor producida por la gastritis y favorece su curación.

Una manzana de buen tamaño al día baja el colesterol en ocho semanas hasta un 28%. Se dice que con oler una manzana recién cortada a la mitad, la tensión arterial disminuye y es un buen regulador de la glucosa sanguínea. Asimismo, una taza de jugo diariamente ayuda a combatir la gota y los padecimientos reumáticos. Si se come con cáscara, esta fruta ayuda al cuerpo en la curación de la artritis.

Melón: Es nutritivo, no tiene grasas, posee vitamina C, ácido fólico y algo de potasio, es una fruta rica en betacaroteno que resulta invaluable para tener unas óptimas defensas. Está contraindicado para los diabéticos. Asimismo, en contra de la práctica más generalizada, no hay que comer el melón después de las comidas, ya que resulta indigesto a causa de su incompatibilidad con muchos alimentos.

La propiedad más elevada del melón es la de mantener neutralizados los ácidos resultantes del consumo excesivo de grasas y carnes, harinas refinadas, etc., es conveniente comer melón cuando el organismo está cargado de impurezas.

El efecto ligeramente diurético ayuda a la eliminación de la orina ya que ayuda al cuerpo a eliminar el ácido úrico, que produce la gota y otras toxinas.

Menta: Hierbabuena y menta verde son relajantes y suavizantes de la digestión.

Si se prepara un aceite de menta piperita (peppermint) y se aplica sobre las articulaciones inflamadas, ayuda a aliviar el dolor.

Otro remedio es cocer 10g de cada una de las siguientes plantas: romero, tomillo, salvia y menta. Hierva una cucharada de esta mezcla en una y media tazas de agua, filtre y beba una taza al día, durante tres semanas, descanse siete días y vuelva a iniciar el ciclo.

Pepino: Posee un alto contenido de potasio y otros minerales, es una verdura ligeramente diurética por lo que favorece el flujo de la bilis. Un pepino de buen tamaño tiene tanta vitamina C como un limón, el pepino es el más fuerte rival del apio como alimento dietético. Puede ocasionar indigestión en algunas personas.

La mezcla de jugo de pepino y zanahorias ayuda al cuerpo a purificarse del ácido úrico.

Perejil: Es un vegetal semisilvestre que se conoce y cultiva por lo menos desde la época de la Grecia clásica, los griegos, en especial, le tenían tanto aprecio que pensaban que el perejil nacía de la sangre de los héroes caídos en batalla. Es una hierba rica en vitaminas y minerales. Es recomendable agregar generosas cantidades de perejil picado a las ensaladas y otros platos de verduras.

Puede añadirse a los jugos de verduras para dar sabor. Su jugo es ligeramente diurético. Crudo proporciona al cuerpo los nutrientes que necesita para eliminar las toxinas que causan el ácido úrico.

Artritis

Pimientos: El pimiento es originario de las Antillas y Cristóbal Colón lo llevó a España en 1493. Posee gran cantidad de vitamina C, y en menor cantidad vitaminas A, B1, B2 y PP. Es conveniente comerlo crudo, o en jugo acompañado con otra verdura como la zanahoria. Es un excelente estimulante del apetito. Tiene la capacidad de disolver las sustancias tóxicas, principalmente en enfermedades como el reumatismo, la artritis y la acumulación de residuos tóxicos que no fueron eliminados por el riñón.

Para combatir enfermedades degenerativas es recomendable ingerirlo de la siguiente manera: un vaso de jugo de toronja, tres cucharaditas de jugo de pimiento y una cucharadita de jugo de limón; licuar perfectamente y agregar una pizca de orégano.

Piña: Cristóbal Colón la conoció en las Antillas, y los españoles gustaron tanto de esta fruta agridulce que el cronista Gonzalo Fernández de Oviedo dijo de ella: "es una de las más hermosas frutas que he visto en todos los lugares en que he andado. Tiene un excelente sabor y, de todas las frutas, es la que tiene el aroma más exquisito". Contiene casi 90% de agua, comida madura es de muy fácil digestión; es rica en potasio, calcio, sodio, yodo, hierro, cobre, ácido málico, ácido tartárico y ácido cítrico, los cuales facilitan la digestión, y tiene un efecto que permite favorecer el flujo de la orina. Satisface la sed y proporciona sensación de frescura, actúa contra las flatulencias, y favorece la evacuación de los intestinos. Es fuente modesta de vitamina C y de potasio. Posee un principio activo llamado bromelina, que es una notable enzima antiinflamatoria que es de gran ayuda cuando hay tensión premenstrual o padecimientos de la artritis.

Su consumo provee al organismo valores nutritivos esenciales para el cuerpo en la curación de la artritis. Se aconseja contra la anemia y la gota, así como la artrosis. Estimula el buen funcionamiento de los pulmones y purifica la sangre, al ayudar al hígado y al páncreas en sus funciones.

Uvas: Según el Antiguo Testamento, Noé planto una vid, cosechó uvas y disfrutó de esta fruta hasta la avanzada edad de 950 años (Génesis, 9:20-29). Promueve la buena digestión, ayuda al buen fluido de la orina, favorece la evacuación de la orina. Las uvas tienen poco contenido en nutrientes, el único que destaca es el potasio. Se dice que la cura de uvas (consumir durante varios días exclusivamente uvas como único alimento) es útil para tratar el reumatismo, males hepáticos y hemorroides.

Artritis

Un buen remedio es a base de uva tullidora y se cuece de 3 a 7g de esta planta en medio litro de agua; tome esta infusión a cucharadas.

Zanahoria: Es un vegetal que fue muy apreciado por los griegos en la época clásica, quienes la llamaban karota. Su jugo es uno de los más completos, ya que tiene un alto contenido de vitamina A; esto la hace muy efectiva para combatir el cáncer, sobre todo de la piel; constituye una variedad casi completa en minerales, y otras vitaminas como B, C, D, E, G y K. Contiene además una gran cantidad de sodio y potasio, calcio, magnesio, fósforo, azufre, silicio y colina.

Es un excelente estimulante del apetito, y sobre todo un magnífico digestivo. Por su alto contenido en calcio es un alimento eficaz para combatir la descalcificación ósea. Tiene efectos antibióticos, es estimulante del sistema endócrino ya que aumenta las defensas de nuestro organismo.

En el caso de la artritis, tiene efectos analgésicos especiales ya que si lo combinamos con miel y jugo de papa es eficaz para disminuir los procesos inflamatorios a nivel de huesos y ayuda a reducir las concentraciones de ácido en la sangre.

Zapote: En México y Centroamérica existen más de 600 especies, aunque se produce más el chicozapote o zapote domingo, el zapote blanco, el zapote mamey y el zapote negro.

Aporta gran cantidad de azúcares, que son aprovechados fácilmente por el hígado y riñones. Contiene muchos nutrientes que el cuerpo necesita para curar la artritis.

Consideraciones para las frutas y verduras:

❑ Las frutas deben lavarse bajo el chorro de agua y secarlas inmediatamente; no hay que manipularlas mucho porque se ennegrecen.

❑ Las verduras deben lavarse y desinfectarse, principalmente aquéllas que son regadas con aguas tratadas.

❑ Las mejores hortalizas son las que maduran al sol, cultivadas preferentemente en su huerto.

❑ Los platos preparados con hortalizas deben consumirse inmediatamente, con el fin de evitar que se marchiten o pierdan su jugo.

❏ Las hortalizas deben ser de buena calidad, entendiéndose que deben de ser hojas verdes y tiernas.

❏ Quitar las partes ennegrecidas y estropeadas de las lechugas, col, etc. y dejar reposar en agua con sal una hora.

❏ De la coliflor, el brócoli, el apio, etc. cortar en trozos, limpiar los troncos y poner en agua salada.

❏ Las zanahorias, rábanos y remolacha, limpiarlas con un cepillo, pelarlos y sumergirlos en agua salada.

❏ Tomates, pepinos, calabaza y pimientos, lavar, pelar y cortar a trozos.

❏ Además de todas las consideraciones anteriores, algo muy importante es la presentación; ésta debe ser armoniosa; los colores ponen relieve a la belleza del plato y contribuyen al placer de comer. Pequeñas guarniciones de rabanitos, de hierbas y zanahorias, etc., pueden dar al plato un pequeño, pero alegre aire de frescura.

❏ En la comida, el número de hortalizas no debe pasar de tres, para que sea posible variar el menú.

Así, entonces, recordemos que los vegetales crudos (frutas y hortalizas), deben ser tomados al comienzo de las comidas. Y que el mejor y más seguro remedio contra las eventuales carencias nutricionales, será la variedad alimentaria, que permite aportar al organismo los elementos más útiles como las vitaminas, los fermentos, las enzimas, que nos son tan necesarios.

La monotonía alimentaria es doblemente peligrosa, primero porque corre el riesgo de privarnos de sustancias esenciales, luego porque especializa el organismo, en general, y la flora digestiva, en particular.

La idea de esta guía es que deje los alimentos cocidos y procesados que no hacen más que quitarle la vida, bien dicen que si quiere tener una descendencia corporal y moralmente sana, deben, antes que nada, saber alimentarse integral y racionalmente porque es indispensable para el éxito de cualquier tratamiento y para llevar a cabo esto los alimentos deben ser de buena calidad, consumidos a diario, pero sobre todo que no se abandone.

Además es importante variar los menús y adaptar progresivamente la variedad al organismo habituado a la monotonía.

PLAN DE ALIMENTACIÓN

Usted puede variar esta guía y verá qué buenos resultados se obtienen.

Primer día

Desayuno: Omelette de claras de huevo con cebolla y perejil, y una rebanada de pan de centeno tostado.

Comida: Ensalada natural y coliflor gratinada.

Cena: una taza de verduras al vapor, infusión de manzana.

Segundo día

Desayuno: Trigo perfecto.

Comida: Ensalada de verduras y berenjenas salteadas.

Cena: Zanahorias al vapor y un puñado de nueces.

Tercer día

Desayuno: Plato de una sola fruta y una rebanada de pan de centeno.

Comida: Un plato grande de sopa de verduras y estofado de espinacas.

Cena: Un poco de ensalada verde con eneldo y aderezo y trigo perfecto.

Cuarto día

Desayuno: Cebada perla.

Comida: Tacos de verduras.

Cena: Una taza de caldo mineralizante, un puñado de almendras.

Quinto día

Desayuno: Omelette de claras de huevo con chícharos.

Comida: media porción de ensalada depurativa.

Cena: Espinacas frescas al vapor, papas al horno con una pizca de sal. Una galleta de almendra y avena.

Sexto día

Desayuno: Una rebanada de pan de centeno con miel, budín de arroz integral.

Comida: Ensalada mil colores, sopa de poro y brócoli al vapor.

Cena: Espinacas y cebollas hervidas en salsa blanca.

Séptimo día

Desayuno: Un pan de centeno con una cucharada de miel.

Comida: Ensalada de coles y aderezo, brochetas de verduras.

Cena: Brotes de coles de bruselas y pequeñas cebollas al vapor.

❏ Otra variante de esta dieta podría ser:

Desayuno: 1 huevo tibio, té sin endulzar, una rebanada de pan tostado.

Comida: 1 plato pequeño de fruta, una taza de caldo, una pieza de pollo o bistec de gluten preparado al gusto (sin grasa y crema), verduras, agua mineral o té sin endulzar.

Cena: 1 vaso de leche descremada nada más, o bien una taza de té sin endulzar y un emparedado de toffu.

Desayuno: Media naranja o un vaso chico de jugo de toronja. Un plato de fruta y té sin endulzar.

Comida: Media naranja o un vaso de jugo de toronja, una ración de glúten ya sea en forma de pollo o res, ensalada de verduras sin papas, limonada.

Cena: Media toronja o un vaso de jugo de toronja, ensalada, jugo de jitomate o un vaso de leche descremada.

Así pues, entendamos que usar los alimentos y las plantas como medicina nos ayudará a combatir la artritis; nuestra dieta, por lo tanto, debe estar llena de alimentos que reconstituyan nuestra salud.

Si usted quiere permanecer en el camino de la recuperación, debe tener una actitud positiva acerca de lo que está a punto de comer.

Por esto, incluyo enseguida recetas de fácil elaboración y bajo costo que no sólo le ayudarán a usted, sino también a su familia.

ENSALADAS

Las ensaladas son uno de los alimentos indispensables en un buen régimen. Se toman de preferencia al inicio de las comidas, a manera de entremés, a menos que la comida comience con un caldo del cocido; en este caso la ensalada eventual viene en último lugar.

Toda ensalada verde deberá ser completada con otras hortalizas crudas, de manera que un plato de ensalada se componga de varias hortalizas, sin pasar de tres, aparte de las hojas verdes y las hierbas aromáticas como el orégano, el tomillo, el laurel, la albahaca, el romero, hojas de laurel, las hierbas de olor, etc.

Agregar copos de cereales crudos para reforzar la formación de vitaminas.

Un plato de ensalada bien combinado, con copos crudos, basta para una comida del medio día en verano.

Uno se siente sin pesadez estomacal y más fresco. El agua no debe mezclarse con las hortalizas o frutas crudas y no agregar sal.

Ensalada de verduras

INGREDIENTES:

- 1 lechuga romana
- 7 espinacas
- 3 zanahorias
- 2 brócolis
- 1 jícama
- 1/2 col morada
- 2 cebollas
- 4 ramitas de perejil

PREPARACIÓN:

Todo debe ser desinfectado previamente cortado en rodajas, todo debe cocerse y finalmente, agregue algún condimento, si lo desea aceite de oliva o jugo de limón.

Ensalada natural

INGREDIENTES:

- 8 espinacas
- 1 acedera
- Hojas de mostaza
- Rabanitos con sus hojas
- Milenrama
- Hierbabuena
- Flores de violetas

PREPARACIÓN:

Diversas hierbas para la purificación de la sangre y la vitalización de los sistemas glandulares. Mezclar todo en una fuente y servir con alguna salsa natural de ensalada.

Ensalada silvestre

INGREDIENTES:

- Diente de león
- Achicoria amarga
- Endivias
- 1 ramo de berros
- Hierbas y flores para purificar el hígado y los riñones.

PREPARACIÓN:

Prepar una fuente con todos los ingredientes y condimentar con aceite o alguna hierba aromática como el orégano.

Ensalada depurativa

INGREDIENTES:

- 1 lechuga
- Achicoria
- 1 ramo de berros
- 8 rábanos
- 6 espárragos crudos
- 4 ramitas de perejil

PREPARACIÓN:

Todos son diuréticos y depurativos. Corte todo y mezcle en una fuente; sirva con alguna salsa natural.

Ensalada Margarita

INGREDIENTES:

- 1 lechuga
- 1 kg de chícharos
- 4 zanahorias
- 6 espárragos crudos
- Menta
- Perejil picado

PREPARACIÓN:

Mezclar todo perfectamente y servir condimentando con hierbas aromáticas.

Ensalada de coles

INGREDIENTES:

- 1 col morada
- 1 col blanca
- 1 col rizada Jugo de limón

PREPARACIÓN:

Rallar muy finamente, agregar limón y especias como la mostaza.

Ensalada de pepinos

INGREDIENTES:

- 2 pepinos
- 4 ramas de perejil

PREPARACIÓN:

Briznas de hinojo o borraja picada. Cortar todo en rodajas finas y guarnecer con el perejil.

Ensalada de mil colores

INGREDIENTES:

- Alguna ensalada verde como base
- Trocitos de piña
- 1 plátano
- 2 manzanas
- 1 pomelo o toronja
- Flores de violeta y de primaveras

PREPARACIÓN:

Mezcle todo perfectamente, lo importante es dar una buena presentación.

Ensalada de frutas

INGREDIENTES:

- 1 manzana
- 2 plátanos
- 1/4 kg de piña
- 1 pomelo
- 10 almendras
- 50 g de avellanas o nueces
- 1 limón

PREPARACIÓN:

Cortar en rebanadas y enriquecer con las almendras, la nuez o avellanas finamente picadas. Agregar un poco de ralladura de limón y una salsa hecha con aceite de oliva y limón o nata y limón.

PLATOS DE VERDURAS Y HORTALIZAS

No hay que cocer ni brasear demasiado tiempo las hortalizas, algunas requieren más de un cuarto de hora. Dejarlas durante más tiempo hace que pierdan su valor nutritivo, y la mayor parte de sus vitaminas. No cocer jamás las hortalizas en recipientes de aluminio, sino en cacerolas con esmalte, de barro o acero inoxidable.

Estofado de espinacas

INGREDIENTES:

- 1 cebolla cortada
- 1/4 kg de espinacas
- Aceite de oliva
- Polvo de jengibre

Lavar en agua corriente y no dejarlas en agua. Escaldar uno o dos minutos las espinacas en agua hirviendo, escurrir y estofar con la cebolla y el aceite, sazonar con el jengibre y dejar cocer unos 15 minutos.

Coles de bruselas

INGREDIENTES:

- 1 kg de coles de bruselas
- Aceite de oliva

PREPARACIÓN:

Limpiar muy bien las hojas maltratadas y poner a cocer con un poco de aceite en una sartén durante tres cuartos de hora. Sazonar con albahaca.

Coles con castañas

INGREDIENTES:

- 1 kg de coles de bruselas
- 125g de castañas
- Aceite de oliva

PREPARACIÓN:

Hervir las castañas enteras, hasta que estén medio cocidas. Quitar las hojas maltratadas de las coles y cocerlas como la receta anterior y agregarle las castañas, meter al horno y rociar con un poco de aceite de oliva y meter al horno durante 15 minutos a 120°C.

Coliflor gratinada

INGREDIENTES:

- Una coliflor
- Queso para gratinar

Salsa:

- Aceite de oliva
- Una cucharada de harina integral
- 1/2 litro de leche
- Sal y pimienta
- Páprika o pimentón

PREPARACIÓN:

Poner a hervir durante algunos minutos la coliflor. Escurrir y cortar, en un molde poner una cama de coliflor y agregar la salsa y rociar con el queso rallado.

La salsa se prepara en un sartén caliente con aceite, se agrega la harina y se mezcla perfectamente sin que queden grumos, se agrega la leche y se salpimienta, agregar una pizca de páprika.

Berenjenas fritas

INGREDIENTES:

- 2 berenjenas
- Aceite de oliva el necesario
- 2 dientes de ajo
- Sal
- Pan molido

PREPARACIÓN:

Se cortan en rebanadas las berenjenas y se desfleman en agua con sal. En un sartén se pone a freír el ajo con el aceite y se fríe cada rebanada que ya ha sido pasada por pan molido.

Lentejas vistosas

INGREDIENTES:

- 1/2 kg de lentejas
- 2 jitomates
- 1/4 de cebolla
- 1 diente de ajo
- Aceite de oliva
- 2 cucharadas de harina integral
- Sal
- Nata

PREPARACIÓN:

Lavar varias veces las lentejas y hervirlas en agua con un poquito de sal y cebolla, a los 30 minutos de cocimiento, tirarles el agua y volver a cocer durante 30 minutos, agregar el jitomate picado y añadir la harina dorada en aceite de oliva, sazonar y agregar la nata.

SOPAS, CALDOS, CREMAS

El valor de todos éstos es principalmente por su gran contenido en vitaminas que pierden los vegetales durante la cocción y que habitualmente estamos acostumbrados a dejar en la comida.

Caldo energizante

INGREDIENTES:

- 3 litros de agua
- 2 cebollas
- 4 dientes de ajo
- 1/4 de col
- Ramitas de perejil
- 4 zanahorias
- Tallos de apio
- Verduras al gusto

PREPARACIÓN:

Cuando haya hervido el agua agregue las verduras picadas y deje cocer a fuego lento durante unos 45 minutos.

Caldo vegetal

INGREDIENTES:

- 2 puerros
- 1 rama de perejil
- Hierbas de olor
- 2 cebollas
- Hojas de apio
- Hojas de zanahoria
- 6 espárragos
- Hojas de col
- 1/4 de kg de chícharos
- 1 cabeza pequeña de ajos
- 1/4 de kg de jitomate
- Clavo en especia
- Sal

PREPARACIÓN:

Todo debe ser fresco, limpiarse y desinfectarse perfectamente. Cocer en agua con algunos dientes de ajo, agregar el jitomate picado, laurel, clavo, las hierbas de olor y la sal. Dejar cocer media hora y colar. Servir sólo el caldo.

Sopa de ajo

INGREDIENTES:

- 1 cabeza grande de ajos picados
- Agua
- Sal
- 1 trozo de cebolla finamente picada
- 1 rama de perejil
- 2 cucharadas de harina integral
- Laurel
- Clavo o nuez moscada

PREPARACIÓN:

Freír en aceite la cebolla, los dientes de ajo y el perejil; agregar la harina y tostarla en el aceite, agregar el agua y añadir el laurel, el clavo o la nuez moscada y la sal, dejar hervir.

Sopa de verduras

INGREDIENTES:

- 5 zanahorias
- 2 apios
- 1/2 col
- 1/2 cebolla
- 4 jitomates
- Sal
- Aceite de oliva

PREPARACIÓN:

Lavar y desinfectar todo, picar las zanahorias, el apio y la col. Freír la cebolla en el aceite, agregar el jitomate molido con ajo y dejar cocer a fuego lento.

Crema de cebada

INGREDIENTES:

- 1/4 de kg de cebada
- Aceite de oliva
- 1 puerro
- 1 apio
- 2 zanahorias
- Una hoja de laurel
- Sal

PREPARACIÓN:

Poner a remojar la cebada durante la noche; después cocer en suficiente agua las verduras picadas, cocer hasta que estén blandas. Moler en licuadora la cebada y las verduras, colar y sazonar al gusto.

Caldo de espárragos

INGREDIENTES:

- 12 espárragos
- 1/4 de kg de chícharos
- 1/4 de kg de zanahorias
- 2 cucharadas de avena
- Aceite de oliva

PREPARACIÓN:

Poner a cocer el chícharo, la zanahoria y los espárragos en suficiente agua. Retirar del agua, picar en rebanadas la zanahoria y freír en aceite de oliva. Añadir los copos de avena. Verter el caldo de las verduras y condimentar, agregar alguna hierba.

CEREALES

Entre los alimentos nutritivos, los cereales vienen en primer lugar, y entre los cereales, es el trigo el más valioso desde todos los puntos de vista. Muy acertadamente se dice que "el trigo es el sostén de la vida". El trigo contiene en efecto todos los ingredientes necesarios para la nutrición del hombre.

En el germen encontramos, además de valiosas vitaminas, fosfatos solubles y esencias aromáticas en cantidades suficientes para activar nuestros sistemas.

La principal razón de tanta degeneración en nuestro cuerpo como lo es la anemia, el cáncer, el raquitismo, la artritis, etc., es la alimentación insana llena de excitantes y tóxicos; productos químicos como los conservadores, que poco a poco nos van degenerando nuestro organismo, la carne ha tomado el puesto de alimento sano y lleva al enfermo de artritis a padecer de inflamaciones severas.

Lo anterior viene a que hoy en día la vida y alimentación sana, son de vital interés para la salud de todos.

Trigo germinado

INGREDIENTES:

- 2 cucharadas soperas de germen
- Agua fría

PREPARACIÓN:

Cubrir los granos de trigo con el agua y cambiarla al día siguiente y así sucesivamente todos los días hasta que comience a germinar y los tallos verdes comiencen a brotar, los granos deben permanecer siempre húmedos. Se come con fruta o sobre la ensalada. Masticar bien. Muy fortificante y vitamizante.

Trigo perfecto

INGREDIENTES:

- 1/2 taza de trigo
- Agua
- 1 cucharada de mantequilla vegetal

PREPARACIÓN:

Remojar el trigo entero durante seis a doce horas en agua justa que pueda absorber. Cocerlo con un poco de agua y la mantequilla, ya sea en la estufa o en el horno, durante varias horas, hasta que todos los granos hayan estallado.

Cebada perlada

INGREDIENTES:

- 1 taza de cebada
- 2 litros de agua
- Diversas hortalizas cocidas

PREPARACIÓN:

Lavar y poner a remojar durante varias horas la cebada, después cocer con la misma agua a fuego lento, a la mitad de la cocción, añadir las hortalizas.

BEBIDAS

Recordemos que el beber en las comidas no es una muy buena costumbre, ya que solo diluye el alimento y no permite la insalivación. Son los alimentos mismos los que deben ser suficientemente jugosos. Después de la comida, al contrario, una bebida puede servir para tener la fermentación gástrica. El principal papel de las bebidas es el de refrescar la sangre y lavar el organismo.

INFUSIONES

Para las flores y las hojas, tales como tilo, manzanilla, sauco, menta, verbena, etc., verter agua hirviendo sobre las flores u hojas, dejar cinco minutos; tomar sin azúcar. Si hay que endulzar que se sea con un poco de miel de abeja.

Café de cereales

INGREDIENTES:

- 3/4 de taza de trigo
- 1/2 taza de cebada
- 1/4 de taza de centeno entero, con el salvado

PREPARACIÓN:

Tostar todo hasta que quede de color castaño, moler, preparar y servir como el café. Es una bebida muy agradable, fortificante y no excitante.

Para dar más sabor, se puede mezclar con raíces de diente de león o de achicoria.

Infusión de manzana

INGREDIENTES:

- Piel de manzana
- Corteza de limón
- Jugo de limón
- Miel

PREPARACIÓN:

La manzana debe estar seca, limpia y en un saco de tela pequeño. Cocer en agua durante 10 minutos. Servir caliente o frío y agregar la miel y el jugo de limón.

De la misma manera se puede preparar una infusión de ciruelas, higos, pasitas, etc., serán un buen remedio para la evacuación de los intestinos.

Infusión de cebada

INGREDIENTES:

- 50g de cebada
- 1 litro de agua
- Higos y pasitas picadas
- Jugo de limón
- Miel

PREPARACIÓN:

Hervir durante 45 minutos la cebada en la mitad del agua, agregar los higos y pasitas remojados en el agua restante y dejar cocer media hora, colar y servir con el jugo de limón y endulzar con miel al gusto. Es una bebida fortificante.

Agua de salvado

INGREDIENTES:

- 1/2 kg de salvado fresco
- 2 litros de agua

PREPARACIÓN:

Poner a remojar en una jarra el salvado, tapar y ponerlo al sol, colar y guardar al fresco. Es una bebida muy refrescante, que se puede mezclar con jugo de fruta.

Limonada salada

INGREDIENTES:

- 1/2 limón
- 3 pizcas de sal

PREPARACIÓN:

Licuar y tomarlo después de las comidas para combatir la fermentación gástrica.

Limonada caliente

INGREDIENTES:

- 1 limón
- 1 cucharada café de miel

PREPARACIÓN:

Asar el limón, poner en una taza con la cucharada de miel y agregar agua hirviendo. Tomar antes de acostarse; es un buen tónico y calmante a la vez.

En sí, a final de cuentas la idea de mostrar estas sencillas recetas es para que usted vea que con pocos elementos usted puede crear un menú de alimentos que le ayudarán en la rehabilitación y tratamiento de la artritis.

COMENTARIO FINAL

A través de la historia la artritis ha ido cambiando hasta convertirse en un lastre que desgraciadamente se ha vuelto una hidra de mil cabezas que da origen a más enfermedades y que solamente erradicándola de tajo, seremos capaces de luchar contra ella.

La alimentación será y es, el símbolo de salud de cualquier persona, pero una alimentación balanceada, no solamente que nos llene, sino que sea capaz de brindarnos el alimento y además la energía para que nuestro cuerpo se tonifique y tenga a su disposición ese gran ejército que forman las defensas, que sea capaz de brindarse la protección necesaria para poder hacer frente a cualquier mal y para poder desarrollarse, además de ser capaz de ser semilla para nuevos seres humanos más saludables y más desarrollados física y mentalmente, que seamos capaces a través de la alimentación sana de ver un mundo imperfecto, pero perfectible, que seamos capaces de disfrutar un espectáculo sencillo, como lo más bello del mundo, pero como ya lo vieron o mejor dicho, lo leyeron, será solamente a través de una vida la que nos brinde el sostén físico y mental que necesitamos.

Así, hablar o escribir sobre una enfermedad tan dramática como la artritis es un tema que desgraciadamente es obligado, ya que de alguna manera quizás estaremos ligados a un familiar que la padece y que de un momento a otro como ya lo habrán leído podrían llegar a tenerla.

Se escucha descabellado, pero es real, pues como se sabe podríamos vivir más tiempo, nuestro cuerpo sufrirá los embates del desgaste, estaremos más expuestos a muchos procesos de degeneración, seremos las víctimas de nuestros propios errores y finalmente encontraremos que los efectos de una mala conducta higiénica serán determinantes en la aparición de esta enfermedad y, por lo consiguiente, de nuestro estado de salud.

Cada uno de nosotros siempre debe de ser capaz de ver con armonía cada instante de su vida, debe ser totalmente consciente de que de acuerdo con los cuidados personales de su alimentación, del ejercicio, de su mente y de su espiritualidad será un ser completo, libre de ataduras, que le permitan volar hasta donde su imaginación le permita llegar, pero que a través de sus acciones trascienda y deje una historia de magnificencia, que deje una herencia de ejemplo en salud.

Creo que cada ser humano lleva en su interior una luz que concede cada uno de sus ideales; creo que cada persona se valora de acuerdo con su estado de salud, creo que cada ser vivo valora cada una de sus partes anatómicas y que de acuerdo al respeto que le tenga a su cuerpo va o no a conservar su integridad no solamente física, sino también la espiritual.

En ocasiones, se piensa que solamente los seres que alcanzan notoriedad, son los faros de la humanidad, sin ponernos a pensar que nosotros mismos somos los que vamos poniendo nuestro grano de arena, con nuestro trabajo diario. Los que solamente, al parecer, llevamos una vida sin chiste y aburrida pero que igual disfrutamos, los que solamente nos dedicamos a trabajar con ahínco pero que poseemos una casa propia o la rentamos para nuestra familia, los que despertamos a una hora y nos dormimos diariamente para comenzar un nuevo día, sin alcanzar el aparente triunfo, los que al parecer llevamos una vida de aparente conformismo, entendamos entonces que somos esas personas las que hacemos que triunfen esos grandes inventos, que le permiten a los hombres, ser los genios creativos de la humanidad, los que al día consumimos todo lo que las grandes fábricas producen, los que hacen posible que con el diario vivir, funcione esta sociedad y las que vendrán, así luchemos juntos por ser lo suficientemente sanos como para no tener restricciones físicas, mentales o espirituales que dificulten la convivencia, pero, el eterno pero, cada individuo debe ser educado en salud para que cuide de esa maravilla que es el cuerpo, Dios (sea cual sea nuestra creencia o religión) él nos lo ha concedido y de nosotros mismos corresponde el multiplicar sus bondades.

Eduquemos a nuestros hijos, porque ellos son el futuro y el cimiento de nuevas formas de vida, para que disfruten de todo con más armonía, con más salud, libres de vicios y de enfermedad, para que lleguen a esa vida deseada y conformen una sociedad que sea capaz de resolver cualquier problema e ir más allá de una solución; para que sean ejemplo para miles de personas que habitan este universo infinito.

En este libro encontrarán, solamente como menciono a menudo en otros de mis libros, la punta de esa gran madeja que es la salud, una pauta de conocimientos que les dará (espero) la guía para obtener más conocimientos acerca de la artritis, que los haga desfilar por el mundo del saber médico, que desgraciadamente es además de desconocido para muchos aburrido por toda esa cantidad de términos tan raros, que dificulta la comunicación,

Dr. Abel Cruz

pero que buscando explicar lo anterior de una manera más sencilla en este libro, logramos establecer líneas de entendimiento. Espero que encuentren un paliativo adecuado a esta enfermedad y comprendan que el control adecuado, la atención médica que le preste, hará la diferencia entre una evolución de la artritis menos agresiva y más humana, de lo que comúnmente se presenta más a menudo.

Recordemos que la artritis, en sus diferentes modalidades, requiere de atención personalizada, que le proporcione la guía adecuada, es como hacer un vestido a la medida de cada enfermedad, es como acondicionar un hogar, por supuesto a la medida de nuestras posibilidades, pero siempre será necesario que cada enfermedad tenga un tratamiento que sea posible de realizar de manera universal, fue así de esta forma en la que nació este libro, como una forma de enseñar a las personas los lineamientos de cuidados y hacer equipo de trabajo para combatir de manera más efectiva esta enfermedad, cada síntoma de ataque a nuestro cuerpo será aminorado y siempre podremos salir airosos para continuar en la lucha.

Hemos tratado de ser objetivos, y sobre todo enfocar los remedios hacia lo mejor posible, algo que ustedes puedan realizar sin grandes esfuerzos y sobre todo que sea una guía médica. Por medio de las terapias naturales podemos alcanzar la perfecta salud; la utilización del agua, en sus diferentes aplicaciones, permite la mejoría de muchos de mis pacientes, y sobre todo en prevenir posibles deformidades que realmente sólo nos hacen sentir monstruosamente; así las envolturas, compresas, aplicaciones calientes, chorros de agua, riegos, etc. serán de gran alivio a los síntomas de los artríticos. Y qué puedo decirles de los baños de sol (Helioterapia) que nos ha dado una pauta a seguir en el tratamiento de miles de casos de enfermedades, que desgraciadamente han ido minando cada uno de los caminos de alegría en nuestra vida.

En el tratamiento no sólo de la artritis, sino de cualquier enfermedad, siempre se pone en juego la salud, por los efectos secundarios de los medicamentos que habitualmente se utilizan, en mi caso particular como siempre recomiendo inclinarse hacia el principio de la medicina, la herbolaria y que gracias a las plantas medicinales que pueden encontrarse y comprarse fácilmente, su uso a través del tiempo tendrá efectos benéficos, por supuesto con el uso adecuado de las mismas.

Creo que después de haber leído sobre lo que es la utilización del barro en el arte de la curación (Geoterapia) se habrán dado cuenta que hemos desperdiciado muchas virtudes de éste, es antinflamatorio y un analgésico sensacional, en lo natural siempre habrá algo que nos lleve al camino de la salud que nos es tan necesario para esta enfermedad.

Y qué decirles de la alimentación, sí es la base de todo lo que iniciamos en la vida, por eso es que la guía que mencioné anteriormente es la más completa a mi parecer, porque su efecto nutritivo actuará más fácilmente contra los deshechos y estragos que nos provocó el consumo inmoderado de carne; al ser substituida por proteína de origen vegetal proporciona un alivio inicial espectacular, que cada guía para cada alimento sea como dijo Hipócrates el padre de la medicina "Que tu alimento sea tu medicamento y tu medicamento tu alimento", siempre será interesante comprobar cómo el paciente que tenía una vida de inmenso sufrimiento con un cambio de régimen alimenticio tiene una recuperación formidable; en algunas ocasiones sólo estamos esperando que al tomar el medicamento equis, se nos quite la molestia pero qué lástima cuando lo único que comprobamos es que los efectos secundarios hacen presa fácil de nuestro cuerpo y se echen por la borda los beneficios de la terapia natural.

Artritis

Capítulo aparte merece el de la ayunoterapia para los artríticos, ya que por medio de ésta, vamos a aprender a depurar nuestro cuerpo, lo vamos a limpiar y desinflamar, así que no te olvides de él, porque es una forma adecuada para combatir esta famosa enfermedad. Con todo lo anterior, las terapias, las guías de alimentación y los tés harán que tengas una visión más amplia de lo que significa lograr una buena salud y obtener el sendero de luz que ilumina el camino de la recuperación.

Igualmente por qué no mencionar el tratamiento médico más utilizado en medicamentos de patente, el Mejillón verde, considero que todo el conocimiento tiene que ser como una caja de cristal, transparente y jamás nos hemos cerrado a los avances. Asimismo por qué no hablar de la electroacupuntura y la fisioterapia, en sus aplicaciones generales, sin abordar lo más especializado, sino lo más práctico, todo por supuesto enfocado a mejorar en gran medida nuestras articulaciones.

También es importante resaltar que es de gran ayuda realizar de manera adecuada la parte que corresponde a los ejercicios y sobre todo a la fisioterapia, pues como lo habrán notado, es fundamental en el tratamiento de esta enfermedad, ya que no sólo la comida, los remedios y los medicamentos son necesarios, ya que de acuerdo al grado de lesión que se presente, se prescribirá un determinado ejercicio, con equis número de repeticiones y con la intensidad necesaria, así que ojalá haya logrado la conexión entre necesidades y efectos de la terapia para cada persona en individual.

Espero que al leerlo, encuentren que la naturaleza nos ayudará siempre a conservar nuestra salud y que independientemente de la enfermedad, debemos reconocer que cada uno de los alimentos que consumamos, serán utilizados en el propio beneficio de nuestro cuerpo, lo que nos llevará por el camino de la salud. Y sí además, nosotros utilizamos los remedios naturales, éstos siempre nos brindarán la oportunidad de curarnos por que son el mejor complemento del tratamiento contra la artritis; así siempre estaremos estimulados y decididos a no sufrir más, porque ya no estaremos esperando el auxilio de los medicamentos para defendernos de las molestias durante la enfermedad, recuerde que debemos ser la parte activa, y día con día, luchar por vivir mejor será lo más importante.

Este libro al igual que todos los anteriores que he escrito, forman parte de la Colección Bionatura: Dr. Abel Cruz, en donde se incluyen temas tan variados que van desde la alimentación vegetariana hasta temas de autoestima, pasando por la enseñanza del naturismo, así pues complementen sus conocimientos en la utilización de la medicina preventiva y transfórmense en pilares de su salud, aprendan a prevenir y curar sus dolencias naturalmente, esto redituará un ahorro en su economía, porque acudirá a consulta sobre todo cuando se requieran verdaderamente los servicios del médico. En cada uno de mis libros se resalta la necesidad de información bien dirigida hacia ustedes, nosotros hablamos de un mundo de salud, conjuntando siempre un equipo con los médicos, pero sobre todo con la familia que da un toque mágico al sabernos queridos, protegidos y amados, aprender a cuidar nuestro cuerpo con la pasión y respeto que nos merecemos como seres humanos, seremos capaces de inspirar el respeto y la confianza para alcanzar cada una de las metas que nos hemos fijado, que seamos personas con gran valor, no por los bienes materiales que poseamos, sino por la riqueza espiritual que poseamos. Hay quien tiene gran riqueza económica, pero es incapaz de obtener la salud, quiéranse, ámense y luchen porque al final sólo nosotros somos los que disfrutamos de nuestra propia vida.

Lean cada capítulo y posteriormente, aunque no tengan la enfermedad, apliquen y pongan en práctica cada uno de mis consejos porque sólo así aprendemos con la aplicación del conocimiento, así que la información que contiene este libro sea lo que espero de él, porque su aprendizaje será mi mejor compensación.

Ojalá que cada línea que haya leído, haya sido de su agrado; siempre, en la vida de cada persona existe un punto de referencia que nos da la idea exacta del lugar donde estamos parados, y cuando estamos en un lugar donde se respira salud ganada a fuerza de buenos hábitos y que al final nos reporta beneficios sin hacer grandes esfuerzos y que además nos permite integrarnos a la sociedad, en ese momento somos capaces de valorar cada instante de nuestra vida, por eso y muchas cosas más espero y creo que este libro será de gran utilidad para que cumpla la finalidad más importante del ser humano crear conciencia en nosotros mismos de la enfermedad, para ayudar a las futuras generaciones. Si ustedes tienen alguna duda en relación a lo que aquí se escribe, pueden consultarnos en cualquiera de los consultorios de Bionatura: Dr. Abel Cruz, con todo el gusto del mundo nuestro personal médico le proporcionará la atención adecuada a cada una de sus inquietudes. Agradezco infinitamente a Claudia Granados Alquicira todo el empeño y la investigación que de manera conjunta con el equipo de Bionatura realizó para el fruto final de este libro. Y ustedes, en casa, tengan siempre presente que su vida es como un grano de arena en una playa, en la que cada uno es necesario para formar ese mundo inmenso que es la vida, y que cada uno de nosotros forma parte del universo, pero que cada uno es un universo en sí.

Aprendamos a valorar cada instante de nuestra vida, aprendamos a valorar cada sonido, cada palabra, cada movimiento, cada destello de luz, cada latido de nuestro corazón, cada mirada de amor o de odio, cada instante de dicha o de amargura, cada idea sublime o cada maldición, porque del valor que les demos a éstas, sabremos lo que nosotros mismos podemos brindar para reconocer que somos una maravilla natural, capaz de cambiar a la naturaleza, que cada cambio sea para bien.

Le doy gracias a Dios y a todos ustedes por la paciencia para leer este libro y que sea un punto en el universo que les es muy familiar: El mundo de la salud del Dr. Abel Cruz.

Las riquezas y la gloria proceden de ti, y tú dominas sobre todo; en tu mano está la fuerza y el poder, y en tu mano en hacerlas grandes y dar poder a todos.

1 Crónicas 29 versículo 12

Con amor infinito para mis hermanos

Dr. Abel cruz

A veces en la vida hay esos momentos de satisfacción inexperables que no pueden ser explicados con esos símbolos llamados "palabras".

Sus significados sólo pueden ser articulados por el lenguaje inaudible del corazón.

Martin Luther King Jr.

OTROS TÍTULOS

- Tumores en los senos
- Impotencia sexual y enfermedades de la próstata
- Sáquele jugo a sus frutas
- Artritis
- Epilepsia
- Hernia Hiatal qué es, cómo se previene y cómo controlar sus síntomas
- Andropausia: Climaterio del Hombre, su control natural
- Mis curaciones con remedios naturales